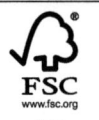

Charlotte Marvis

WERTVOLL WERDEN

Die Reise zu meinem inneren
Elefanten

Ein Buch über Freundschaft mit mir
selbst

Charlotte Marvis arbeitet im IT-Bereich mit Personalführung und Teambuilding. Mit großer Leidenschaft beschäftigt sie sich mit Persönlichkeitsentwicklung und Selbstführung. „Wertvoll werden" ist ihr erstes Buch.

Impressum
Bibliografische Information der Deutschen Nationalbibliothek:
Die Deutsche Nationalbibliothek verzeichnet diese Publikation in der Deutschen Nationalbibliografie; detaillierte bibliografische Daten sind im Internet über http://dnb.dnb.de abrufbar.
© 2022 Charlotte Marvis
Foto auf dem Cover: Rolf Dobberstein, Pixabay (Pixabay License)
Herstellung und Verlag: BoD – Books on Demand, Norderstedt
ISBN: 9783756295425

Einige der zitierten Werke sind auf Schwedisch oder Englisch und wurden von der Autorin selbst übersetzt. Die angegebene Seitenzahl bezieht sich auf die fremdsprachliche Ausgabe. Der genaue Wortlaut mag von einer deutschen Ausgabe abweichen.

Für Paul und unsere Kinder Jonas, Katrin und Emil.

Inhaltsverzeichnis

I

Teil 3 Der Blick nach innen 92

Vorwort

"Du bist ein dummes Gespenst!", sagte Katrin zu Jonas aus heiterem Himmel. Oft waren die Zwillinge ein Herz und eine Seele und genauso oft zankten und stritten sie. Katrin hatte einen provozierenden, lauernden und neugierigen Unterton in der Stimme. "Du Knödel!", konterte er stolz, "Kackwurst!" schrie sie prompt zurück. Das war jedoch zu viel für ihn, er kam heulend und schreiend zu mir, "Mamaaa, Katrin hat ,Kackwurst' zu mir gesagt, aber ich bin keine Kackwurst!". Ja, Recht hatte er. Kackwurst war neu im Sprachgebrauch und im Katalog der Beschimpfungen.

Das Zusammenleben mit vierjährigen Zwillingen ist unterhaltsam (bei gut gefüllten Geduldsvorräten), nervenaufreibend (bei Schlaf- und allen anderen Mangellagen) und lehrt mich viel über mich selbst. Jetzt zum Beispiel bringt es mich zum Nachdenken, wie ich selbst mit mir in Gedanken rede. Wir machen uns selbst oft zu Objekten unserer Erwartungen, Bewertungen und Zielvorstellung, (das, von dem wir annehmen, dass es unsere Bedürfnisse sind). Wir schimpfen mit uns, wenn wir das nicht liefern, nicht erreichen. Nicht spuren, nicht den Ansprüchen genügen.

Der Mensch solle „sich selbst [und seine Probleme] anpacken" und seine innersten Träume und Erfolge verwirklichen. Diese Ansicht fordert uns auf, Dinge zu bewegen und zu verändern. Gleichzeitig definieren wir auch einen Mangel in uns selbst hinein (Wikström, 2006, s. 62). Ratgeber und Selbstoptimierungsdienste versprechen uns Heilung dieser Mängel, meist direkt, nachdem sie diese aufgezeigt haben. Svend Brinkman spricht von einer beschleunigten, gefühlsfokussierten Kultur, die nicht mehr von Verboten, sondern von Geboten und Pflichten geprägt ist: „Du sollst" anstatt früher: „Du darfst nicht" ((Brinkmann, 2018) S76ff). Das „Du sollst" durchschwämmt alle Lebensbereiche: Du sollst passioniert sein für die Arbeit und das Putzen. Alles soll lustig sein und es soll auch zu Deiner Selbstentfaltung beitragen, den Müll rauszutragen. Diese fordernde Haltung setzt uns unheimlich unter Druck. Es ist ein wichtiger Bestandteil des Hamsterrad, in dem sich viele gefangen sehen. Der Umgang mit uns selbst leidet sehr darunter. Aber wie können wir dieser Falle entgehen?

In dem Folgenden möchte ich einen Mittelweg aufzeigen. Wie schafft man es, sich weniger unter Druck zu setzen? Wie kann man eine bessere Beziehung zu sich selbst gestalten? Wie kann man mit Selbstkritik umgehen, ohne sich selbst wehzutun?

Das wesentliche Ziel ist, eine gute Balance zwischen Gefühlen und Verstand zu finden. Wertvoll sein bedeutet für mich: In mir selbst Frieden finden und mein Inneres als ruhige und glatte Wasseroberfläche zu erleben. Es bedeutet, Vertrauen zu mir und dem was in mir steckt zu haben. Ich bekämpfe mich nicht, ich lebe mit mir in Harmonie und Einverständnis. Ich begegne mir auf Augenhöhe und behandele mich wie eine gute Freundin: mit Respekt und Wertschätzung. Ich finde ein Zuhause in mir selbst.

Du bist in Dir selbst genug. Du trägst einen unerschöpflichen Reichtum in Dir. Entdecke ihn!

Der Titel des Buches heißt bewusst „Wertvoll werden" und nicht „Wertvoll sein". Es ist ein lebenslanger Weg, wie eine lebenslange Beziehung zu sich selbst. Brené Brown vergleicht ihren Begriff *worthyness* (Würdigkeit) mit dem Polarstern (Brown, 2012, S. 220), er zeigt die Richtung und gibt Orientierung. Dauerhaft ist dieser Orientierungspunkt jedoch schwer zu erreichen.

Dieses Buch ist kein Fachbuch, kein Roman und kein Faktenbericht, es ist ein Erfahrungsbuch, eine Bestandsaufnahme und vielleicht auch ein „Zukunftsplan". Ich nehme Dich mit auf meine innere und intellektuelle Reise. Es soll Dich unterhalten und zum Nachdenken anregen.

Unsere Reise hat folgende Stationen: Der erste Teil ist der anstrengendste und der theokratischste. Es ist das intellektuelle Fundament. Ich stelle mir ganz viele Fragen, wie ein Kind. Wie können wir die Begriffe wie Selbstvertrauen, Selbstbewusstsein verstehen. Welche Bedeutung haben sie aus der Perspektive der Selbstfreundschaft. Die zweite Station der Reise führt uns in das Gebiet mich selbst in Bezug auf meine Umwelt. Es geht um meinen Umgang mit mir in Bezug auf meine Umwelt und den Umgang mit meiner Umwelt in Bezug auf mich selbst: z. B. was sind Bedürfnisse, wie kann ich Grenzen setzen. Die dritte Etappe unserer Reise führt uns zu meinem Umgang mit mir selbst: wie kann ich mehr Frieden in mir schaffen? Welche Rolle spielen dabei Gefühle und innere Kritiker? Wie rede ich mit mir selbst? Im Anhang gibt es kleine Übungen und praktische Tipps.

Teil 1:

Bestandsaufnahme

Grundbegriffe und Hintergründe
zu ich, mich, mir und mein Selbst

Mein gewohnter Umgang mit mir selbst

Was für eine Stimmung und was für ein Ton herrschen in mir? Eine schwierige Frage!

Mein Umgang mit mir selbst war, wenn ich ehrlich bin, geprägt von „es muss funktionieren" und „erst die Arbeit, dann das Vergnügen oder die Pause". Ich war es gewohnt, von Ziel zu Ziel zu denken, von Aufgabe zu Aufgabe. Ich schaute eher nach außen, als nach innen. Für „in mich reinfühlen" war da bis jetzt nicht so viel Platz und wie es mir geht, war nebensächlich. Es lief, so lange es eben ging.

Dann aber bekamen wir die Zwillinge Katrin und Jonas. Mit der großen Verantwortung kam auch extremer Schlafmangel und was ebenso dazugehört. Ich war gezwungen, einen neuen Weg zu finden, um nicht in einem Burnout zu landen. Plötzlich merkte ich, wie fremd ich mir selbst war, wie wenig Aufmerksamkeit ich mir schenkte. Es interessierte mich auch nicht wirklich, Hauptsache, es lief eben.

Aber, da waren nun plötzlich zwei kleine Wesen, für die ich und Paul die Verantwortung trugen: für alles, Essen, schlafen, Windeln, usw. Jedoch, wie so oft, wenn man an seine Grenzen getrieben wird, kann dies Raum für Veränderung schaffen. Umdenken oder Kollaps? Und da ging die Reise los. Ich begann nachzudenken, über mich und den Umgang mit mir. Ich begann zu lesen und mich nach und nach anders zu behandeln.

Ich denke es geht vielen so. Vielleicht ist es bei Dir auch so? Du hast bestimmt eine anspruchsvolle Arbeit und bist sehr leistungsorientiert. Vielleicht hast Du auch Kinder und vielleicht gehst Du auch oft über Deine Grenzen, bewusst oder unbewusst?

Ich habe mir viele Fragen gestellt. Wie funktioniere ich? Wie funktioniert mein Denken? Was ist Vertrauen? Was ist Freundschaft?

Katrin und Jonas fallen mir ein. „Wenn du nicht mit mir Lego spielst, bist du nicht mehr mein bester Freund.", argumentierte Jonas gestern. So bekam er seinen Willen. Katrin verwendet das gleiche Muster. Ich höre ständig: „Wenn du nicht … [alles Mögliche einsetzbar], dann bist du nicht mehr mein bester Freund". Und es wirkt bisher. Sie erpressen sich gegenseitig, wie Vierjährige das so tun. So soll es bei mir selbst aber nicht sein!

Mich auf diesen Weg zu machen und eine andere Beziehung zu mir selbst aufzubauen, hat mir eine neue Freiheit gegeben, in mir selbst aber auch in Bezug auf meine Umwelt. Ich konnte alte Selbstbilder und daran gekoppelte Verhaltensweisen loslassen und fand den Mut, Neues auszuprobieren. Ich möchte Dich, wie versprochen, mit auf diese Reise nehmen. Dieser erste Teil mag etwas theoretisch und trocken sein. Er ist mir wichtig für das Verständnis, das Fundament. Denn wir verwenden viele Begriffe, ohne sie zu hinterfragen. Und hier lernen wir meinen inneren Elefanten kennen

Mahut und Elefant

Ich möchte ein Bild verwenden, das mir sehr gefallen hat (geliehen von Nisse Simonson, (Simonson, 2019, s. 28)). Stell Dir einen indischen Arbeitselefanten vor und einen Elefantenführer (Mahut). Der Mahut und der Elefant haben eine sehr tiefgehende Beziehung. Der Mahut sitzt auf dem Elefanten und soll ihn leiten. Wenn der Elefant nicht will, dann geht nichts. Schließlich ist ein Elefant kein kleines Schoßhündchen, das man im Notfall einfach an der Leine hinter sich herziehen kann.

Ich habe am Anfang meiner Reise dieses Bild viel verwendet. Es hilft mir, aus meinen gewohnten Denkmustern auszubrechen und Abstand zu gewohnten Identifikationen zu finden. Es ist weniger verkorkst und abstrakt, mit dem Elefanten kann ich mich leichter beschäftigen, als mit mir selbst. Vielleicht geht es Dir auch so? Vielleicht spricht Dich eher ein anderes Tier an, ein Schmetterling oder eine Schildkröte. Wenn du möchtest, suche Dir ein eigenes inneres Bild. Vielleicht eine Schildkröte oder ein Schmetterling?

Der Elefant in diesem Bild ist der innere Elefant, das Selbst und alles Unbewusste. Der Mahut ist das kleine bewusste Ich. Das Selbst, also unser innerer Elefant redet nicht viel. Wenn man ganz genau hinhört, kann man manchmal eine leise Stimme hören, die sich zaghaft meldet, Zweifel anmeldet. Das Bauchgefühl wird es auch oft genannt oder das Unbewusste.

Dieser Vergleich gibt ein anschauliches Bild für CG Jungs Beschreibung, in der er das Selbst als Ganzheit und Zentrum der menschlichen Psyche definiert. Es umfasst das Bewusste und das Unbewusste. Ein Neugeborenes hat z. B. schon ein Selbst, obwohl es sich dessen noch nicht bewusst ist (die Ichidentität ist noch nicht ausgebildet).

Das kleine bewusste Ich als das Menschlein Mahut und der große und schwere innere Elefant als der Rest. Friedemann Schulz Von Thun bringt es auf den Punkt: „Das, was uns (noch) nicht bewusst ist, hat großen Einfluss darauf, wie wir andere Menschen wahrnehmen und wie wir uns verhalten." (Miteinander reden von A bis Z, 2012, s. 39). Doch meist beschränken wir uns auf den kleinen Mahut und vergessen den großen Elefanten in uns. Wir haben gelernt, wegzusehen, wollen möglichst rational sein und ihn ignorieren. Wenn ich mich mit mir selbst anfreunden möchte, braucht der Elefant Raum und Aufmerksamkeit, das ist mir klar. Wie können wir den Elefanten bewusst wahrnehmen?

Die Selbstwahrnehmung funktioniert wie ein Scheinwerfer: Wenn man seine Aufmerksamkeit auf die Atmung lenkt, nimmt man sie bewusst wahr, sonst läuft sie automatisch und unbewusst im Hintergrund ab. Mir hilft dieses Bild, es drückt ein mehrdimensionales Machtverhältnis aus und es macht mir auch das Gewicht meiner Anteile bewusst.

Ich würde mich selbst als einen sehr verkopften Menschen beschreiben. Rationalität und Zahlen zählen, das kann ich messen und berechnen. Mein innerer Elefant spricht diese Sprache nicht. Deshalb haben wir kaum geredet. Der Mahut schlägt den Elefanten, wenn er nicht spurt. Manchmal bis er blutet. Deshalb stelle ich mir Fragen, wie ein Kind und versuche mich mit dem Kopf zu verstehen. Was ist Bewusstsein?

Gefühl und Bewusstsein

Für mich persönlich ist das Hervorheben eines Gefühls besonders wichtig. Mein Weltbild zu Anfang der Reise könnte man beschreiben mit: „Ich denke, also bin ich – und alles andere ist nicht". Darum finde ich die Theorie von dem Hirnforscher Antonio Damasio, die das Gefühl, als das Non-Verbale und nicht-Rationale, als Grundpfeiler für das Denken und das Bewusstsein aufstellt, so unheimlich wertvoll.

Der Hirnforscher Antonio Damasio hat die Grundthese, dass Gefühle grundlegend sind für unser Bewusstsein („Bewusstsein ist Gefühl"). Für ihn handelt es sich um „eine Dreiheit von Wachzustand, Geist und Selbst" (Damasio, 2013, s. 169). In seinem Buch *The feeling of what happens. Body and emotion in the making of consciousness. (Deutsche Übersetzung: Ich fühle, also bin ich. Die Entschlüsselung des Bewusstseins,* (Damasio, 1999)*)* beschreibt er drei Niveaus, die dazu beitragen. Seiner Theorie nach entsteht ein „Gefühl von uns selbst", wenn das Gehirn registriert, dass unser innerer körperlicher Zustand sich verändert dadurch, dass wir ein Signal von außen erfassen oder etwas im Körper passiert. Das Gehirn registriert und verarbeitet diesen Reiz mithilfe von Aktivitäten in verschiedenen Bereichen des Gehirns. So entsteht ein zweites Gefühl, nämlich das Gefühl, dass „etwas passiert ist".

Das Merkwürdige ist, dass unser Gehirn uns eine Erfahrung von einem Selbst gibt, das etwas erfährt. Damasio erklärt das durch die Gehirnzentren, die gleichzeitig den inneren und den äußeren Körperzustand überwachen und auch das, was der Körper gerade tut. Diese doppelte Erfahrungsmöglichkeit erschafft unser komplexes Selbsterleben. Normalerweise kriegen wir davon nicht so viel mit. Aber, wenn wir bewusst unsere Aufmerksamkeit darauf richten, können wir es leicht wahrnehmen.

„Das Bewusstsein entsteht dadurch, dass das Gehirn die Fähigkeit hat, wortlos die Geschichte unseres Lebens zu erzählen", wie es Damasio poetisch ausdrückt[1].

Es gibt dem Elefanten ein Zuhause und gleichzeitig die ihm angemessene Bedeutung. Für mich war der Schlüssel, eine gemeinsame Sprache mit meinem inneren Elefanten zu finden, meine Gefühle besser wahrzunehmen und verstehen zu lernen. Gleichzeitig muss ich rational begreifen, was Gefühle eigentlich sind und was sie sollen. Ich muss mir selbst erklären und veranschaulichen, wie sie funktionieren und wozu sie da sind.

Damasios Theorie der Somatischen Marker[2] zeigt wie die Entscheidungsfindung funktioniert. Anders herum gesagt:

---

[1] Freie Umschreibung von S30 (Damasio, The feeling of what happens. Body and emotion in the making of consciousness., 1999))

[2] Damásio trennt zwischen Empfindungen („emotions") und Gefühlen („feelings"). Empfindungen beschreibt er als Körperzustände, die durch so genannte somatische Marker versursacht werden. Diese „somatischen Marker" entstehen demnach aus bereits erworbenen Erfahrungen, die Alternativen und Konsequenzen einer Handlung – mit einer positiven oder negativen Emotion behaftet – körperlich

ohne die Fähigkeit, Gefühle zu empfinden, können wir keine Entscheidungen treffen. Emotionen sind eine Bewertung der aktuellen Ereignisse und gleichzeitig eine Art, Informationen zu speichern und zu kategorisieren[3].

Richard David Precht hat eine griffige Antwort auf diese Frage und gibt auch eine weiterreichende Erklärung: „Leiden, Triebe, Instinkte und Affekte haben eine große biologische Bedeutung. Sie dienen dem Überleben des einzelnen Menschen und helfen dem Zusammenhalt in der Gruppe. Egal, ob es sich um Hunger, Schlaf- oder Wärmebedürfnis handelt, um Flucht oder Angriff oder Sex – immer gelten für die elementaren Gefühle nur zwei Dinge: Entweder strebe ich nach etwas oder ich möchte etwas vermeiden. Und das gilt nicht nur für äußere Erlebnisse. Auf der einen Seite helfen mir die Emotionen auf angemessene Weise auf einen äußeren Reiz zu reagieren, auf der anderen Seite sorgen sie dafür, meinen

---

„markieren" (Hypothese der somatischen Marker, 2021). So lernt der Mensch im Laufe seiner Entwicklung beispielsweise, den Körperzustand, der mit der reflexartigen Flucht vor einer Gefahr verbunden ist, als Angst wahrzunehmen, also als ein bewusstes Empfinden.

3 Damasios Fall war eine Person – 35 Jahre alt, intelligent und mit funktionierendem sozialem Umfeld, die durch eine Tumorentfernung im präfrontalen Cortex, eine starke Persönlichkeitsveränderung erfuhr und Schwierigkeiten entwickelte, Entscheidungen zu treffen. Alltägliche Entscheidungen, etwa die Wahl der Kleidung oder eines Restaurants, wurden durch die Gefühlsarmut sehr schwierig, obwohl jede Option korrekt beschrieben werden konnte. Der Patient hatte nach wie vor gute Ergebnisse bei Intelligenztests und neurophysiologischen Untersuchungen. Er konnte aber nur schwer emotionale Verbindungen herstellen und nicht weiter über die implizite Bedeutung verfügen (Hypothese der somatischen Marker, 2021)

inneren Zustand zu regulieren." (Precht, 2009, s. 67). Wir können Gefühle also gut mit einer Signallampe vergleichen. Die Signallampe macht uns auf etwas aufmerksam („Tank ist bald leer") und hilft uns, für Gleichgewicht zu sorgen (vgl. Wahrnehmen und Bewerten von Gefühlen s. 101 und Vom Umgang mit inneren Kritiker s. 133).

Aber, wie verhält es sich mit den Gefühlen in Relation zu unserem Ich? Oft hat sich mein innerer Elefant die Macht genommen, er trampelt einfach los. Precht schreibt hierzu: „Es ist nicht leicht, die Gefühle zu kontrollieren, es ist eher so, dass sie uns kontrollieren. Genauso wenig wie wir das Gehirn nur als ein Werkzeug ansehen können, sondern dass wir selbst praktisch eine Art Zustand in unserem Gehirn sind, so gilt hier ähnliches: Auf eine gewisse Art und Weise sind wir unsere Gefühle". (Precht, 2009, s. 67). Diese Formulierung gefällt mir: wir sind unsere Gefühle. Wer schon einmal einen tobenden Zweijährigen vom Spielplatz weggetragen hat, hat sofort ein Bild vor Augen. *„Katrin wir gehen jetzt" sagte ich zu ihr einmal, als ich nur mit ihr unterwegs war. Es war einer der ersten warmen Frühlingstage. „NEIN! Mehr pielplaz!" schrie sie, der ganze kleine Körper bebte, kochte, als sie aufstampfte, um ihren Worten mehr Gewicht zu verleihen. Ich hatte keinen Wagen dabei, also konnte ich sie nur tragen. Was mir so deutlich in Erinnerung geblieben ist, ist wie das ganze Kind das Gefühl war. Von Kopf bis Fuß. NEIN! Leider war es ein Termin, der entschied, dass wir nicht länger bleiben konnten.*

Wer entscheidet bei uns? Ich, der Mahut oder mein innerer Elefant? Es ist wohl unterschiedlich, situationsabhängig. Gleichzeitig frage ich mich, warum man über Macht und

Kontrolle reden muss. Denn das impliziert sofort eine Hierarchie, einer steht oben und der andere unten. Wir sind unsere Gefühle. Warum können wir nicht in Harmonie mit ihnen sein? Warum Kontrolle, Macht und Unterdrückung? Kann man Elefant und Mahut eigentlich trennen?

Selbstwert und Selbstgefühl

Mahut und Elefant vertrauen einander nicht. Mein innerer Elefant vertraut mir nicht und ich ihm nicht. Wie soll er denn auch, frage ich mich dann? Diese Frage führt auf den Weg der Selbstanschuldigungen, und das bringt mich nicht weiter.

Ich denke weiter darüber nach. Der Mahut bringt gegenüber dem Elefanten oft sehr wenig Wertschätzung. Wenn ich diesen Gedanken festhalte, und Mahut und Elefant wie in einer mathematischen Gleichung ersetze, komme ich auf den Begriff des Selbstwert oder der Selbstwertschätzung. Früher einmal habe ich versucht, den Begriff Selbstwert zu fassen. Ich hatte ein Gedankenspiel versucht, jede Stunde eine Zahl aufzuschreiben, eine Summe Geld, die ich für mich selbst bezahlen würde. Ich habe mir schon oft gewünscht, dass dieses Gefühl sich mal deutlich ausdrücken und mir eine gescheite Summe nennen könnte, so dass ich mein Selbst verkaufen und mir ein neues zulegen könnte: Weniger nörgelig, endlich zufrieden. Weniger zappelig, endlich mehr Durchhaltevermögen. Weniger ängstlich, endlich tun und einfach tun. Das wäre einfach und schön. Auf diese Weise funktioniert das aber nicht. Es zeigt auch die Begrenzungen in meinem alten, verkopften Denken.

Aber Spaß beiseite. Wie definiert sich mein Wert? Ich habe versucht das aufzudröseln: Also ich arbeite und bekommen einen Monatslohn. Den kann ich herunterrechnen auf einen Stundenlohn. Ich bin Ehefrau und Mutter. Für diese komplexen Rollen liegen keine Zahl bei der Hand. Es lassen sich jedoch Aufgaben und Rollen aufzählen, die ich erfülle: Gesprächspartnerin, Zuhörerin, Spielkameradin, Trösterin, Essenmacherin, Aufräumerin, Einkäuferin. Die Liste ist lang. Eine Stimme in meinem Kopf schreit auf während ich weitere Rollen aufliste: "Aber das könnte ja auch jemand anderes machen!" Stimmt. Bei meinem Arbeitsplatz wird es noch deutlicher, wie austauschbar ich bin. Nehmen wir an ich kündige und die Firma stellt jemand Neues ein, plop! Aber stimmt auch nicht.

All das beschreibt das Äußere. Trotzdem hat die Stimme nicht vollkommen Recht: Als enge Freundin, Partnerin und Mutter könnte jemand anderes wohl kaum meinen Platz einnehmen.

Wenn ich in mich hineinfühle, kann ich ein Theaterensemble voller Figuren entdecken. Da ist ein kleines Mädchen, der rebellische Teenager. Der eiserne General, der mich immer zu neuen Aufgaben antreibt. Der faule Schweinehund, der Schokolade und Sofas liebt. Und vieles mehr gibt es in diesem Universum. Es ist zart und zerbrechlich, unbekannt und gleichzeitig so nah und vertraut. Komplex und kompliziert, miteinander auf das Engste vernetzt.

Ich möchte den Begriff Selbstwertgefühl neu verhandeln. Es soll nicht darum gehen, dass ich mich selbst mit anderen vergleiche, mich analysiere, hier und jetzt eine Inventur mache, zähle und aufschreibe: welche guten Eigenschaften kann ich finden? Was kann ich dafür bekommen? Es soll kein Gefühl sein, dass bewertet, auf mein Selbst ein Preisschild klebt und es auf den Ladentisch legt. Zahlen sind hier nicht hilfreich. Denn dann fällt mir meistens als erstes auf was ich nicht kann, was ich nicht geschafft habe, wo ich nicht gewonnen habe.

Was aber möchte ich am liebsten in den Begriff Selbstwertgefühl packen? Wie möchte ich ihn verstehen? Eva Wlodarek findet, dass Selbstwertgefühl sehr dynamisch sein kann. „Was Selbstwert bedeutet erklärt bereits das Wort: es geht um den Wert, den wir uns selbst beimessen. [...] Festgeschrieben ist der Selbstwert keineswegs. Ein niedriges Selbstwertgefühl lässt sich durch positive Erfahrungen erhöhen, ein ursprünglich hohes Selbstwertgefühl kann durch äußere Umstände verringert werden." (Wlodarek, 2019, s. 83)

Das Gefühl für meinen Wert darf gerne dynamisch sein. Ich möchte wertvoll werden in mir, und ein Gefühl dafür entwickeln. Vor allem möchte ich ein stabiles Grundgefühl in mir haben, ein Fundament, das nicht einfach verschwindet und in den Keller fällt. Ein dickes Kissen aus Vertrauen in mich.

Ich wünsche mir eine Beziehung zwischen Mahut und Elefant, die tierschutzgerecht ist und harmonisch. Dass der Mahut den Elefanten verstehen lernt, ihn fühlen lernt und ihn nicht mehr schlagen wird. Der Mahut darf nicht mehr mit all seinem Gewicht im Nacken des Elefanten sitzen.

Mia Törnblom (Törnblom, 2011, s. 29) findet eine deutliche Unterscheidung: Das Selbstbewusstsein ist das, was wir sind und das Selbstwertgefühl ergibt sich aus dem, was wir tun. Sie stellt fest, dass es problematisch wird, wenn wir diese beiden Positionen verwechseln: Wenn ich glaube, dass ich nur das bin, was ich tue, dann habe ich nicht nur einen Fehler gemacht, sondern dann bin ich im schlimmsten Fall auch der Fehler.

Sie ist der Überzeugung, dass sich das Selbstwertgefühl wie ein Muskel trainieren lässt (Törnblom, 2011, S. 108). Sie spricht von innerem und äußerem Training. Übungen, wie das gute Buch (27), Meditationen und Affirmationen sollen dabei helfen. Man beginnt dort, wo man steht. Alle Menschen sind unterschiedlich und haben eine unterschiedliche Geschichte.

Petra Krantz Lindgren (Lindgren, 2019) gibt dem Begriff Selbstwertgefühl zwei Dimensionen: zum ersten das, worüber ich mir selbst bewusst bin, eine Art Selbstgefühl: meine Fähigkeiten, meine Gefühle, meine Gedanken, meine Bedürfnisse, meine Gelüste und meine Träume. Wenn ich mich also als ein geschlossenes Universum betrachte, umfasst dieses Selbstgefühl alles, was in mir ist: Mit meinen Stärken und Schwächen, mit allem, worauf ich gerade Lust habe und was ich nicht mag. Abstrakt gesagt, enthält dies also eine Bestandsaufnahme meiner Selbst und verschwimmt ein bisschen mit dem Begriff „Selbstbewusstsein".

Die zweite Dimension handelt davon, welche Akzeptanz ich gegenüber dem habe, was ich von mir selbst wahrnehme. Hier mache ich eine Bewertung meiner Außenwirkung und meines Potenzials. Das Idealbild ist ein ganz gesundes Selbstwertgefühl. Die betreffende Person akzeptiert sich, mag sich, genau wie sie ist, fast immer. Man muss sich nicht verändern und verbiegen, um von anderen und vor allem sich selbst gemocht zu werden.

Das Ideal des gesunden Selbstwertgefühls kann im Übertriebenen auch negativ werden: Selbstkritik ist ein Weg zu Veränderung und Wachstum. Eine Abwesenheit von Selbstkritik macht uns selbstverliebt, statisch und blind. Natürlich bewerten wir Situationen, unser eigenes Handeln, unsere Reaktionen. Je nach Lebenssituation können sich auch Änderungen ergeben. Bewertungen können sich verschieben, in Frage gestellt oder gar verworfen werden. Das sollte aber das stabile „Fundamentsgefühl" in uns selbst nicht ins Wanken bringen.

Elefanten haben ein extrem gutes Gedächtnis und können sich nach 30 Jahren noch an den Weg zu einer Wasserstelle erinnern. Aber sie können auch lernen. Ich wünsche mir, dass mein innerer Elefant lernt, dem Mahut zu vertrauen und dass sich dieses Vertrauen unauslöschlich in sein Elefantengedächtnis eingräbt und nicht in Frage gestellt wird. Ich suche nach einem Begriff, der meinen Wert definiert, der einfach gegeben ist, der Wert, der einfach da ist, weil ich da bin.

Ich gebe es direkt zu, den Begriff Selbstliebe finde ich persönlich sehr schwierig. Liebe hat für mich etwas Überladenes und birgt zu viele Forderungen in sich. Aber es hat mir geholfen, den Begriff „Selbstliebe" durch Selbstfreundschaft zu ersetzen. Wie beim Onlinedating früher, wenn man jemandem eine nette Abfuhr erteilen wollte. „Es hat nicht gefunkt bei mir, aber ich mag Dich als Mensch". Mein Wunsch wäre, so ein Fundamentgefühl in mir selbst zu finden. Freundschaft zu mir selbst eben. Dass ich selbst zu mir sagen kann, „he es hat nicht gefunkt, aber ich mag mich als Mensch und wir können einfach Freunde sein".

Würde

Der Begriff „Würde" kann uns weiterhelfen, das „Fundamentgefühl" genauer zu fassen und detaillierter zu beschreiben. Er ist sehr vielschichtig und wir müssen etwas Klarheit schaffen.

Peter Bieri und Gerald Hüther äußern einen ähnlichen Gedanken: Teil der Würde ist laut Bieri ein Gleichgewicht, von Verlust und Wiederherstellung der Würde. Er sieht Würde als eine Art der Lebensführung, eine "Haltung gegenüber Herausforderungen", wie wir die Schwierigkeiten des Lebens meistern oder eben nicht. Das Konzept der Würde ist ein "Anrecht auf Achtung", gegenüber anderen und uns selbst. Würdevolles Handeln entsteht aus der Selbstständigkeit heraus, in Gedanken, im Tun. Das endgültige Gelingen ist nicht wichtig, sondern der Versuch, "das Bewusstsein des Ziels und das Erreichen dessen." Wir sind alle Subjekte, im Zentrum unserer eigenen Erfahrung und unseres eigenen Erlebens.

Der Neurologe Gerald Hüther sieht in der Würde ein Ideal, eine absolute Übereinstimmung mit sich selbst. Diesen Zustand permanent zu erreichen ist unmöglich, aber es ist ein Ziel, nachdem es zu streben lohnt. Er bezeichnet die Würde als einen inneren Kompass. Gerald Hüther ist Würde eine Vorstellung über den eigenen Wert, die eigene „Subjekthaftigkeit"[4]. Ein Säugling ist schon mit der Fähigkeit zu fühlen ausgestattet, ob alles (wie er behandelt wird usw.) stimmt oder nicht. Er kann jedoch nicht weiter handeln, nur brüllen. Aber ein ganz feines Gespür für wie es sein sollte ist mitgegeben. Das Bewusstwerden der eigenen Würde ist der entscheidende Schritt in die Freiheit. Der Mensch erkennt seinen inneren Wert, seine Individualität und beginnt zu handeln und zu gestalten. Er „spürt sich" (Hüther, 2019, S. 182) und folgt seiner Freude, seiner Lebendigkeit. Aus diesem Gefühl der tiefen Verbundenheit „erwächst [...] auch zwangsläufig das Bedürfnis, fortan Verantwortung für sich selbst und sein Handeln zu übernehmen" (Hüther, 2019, S. 135)

Die Würde ist unser Wert, von dem wir salopp gesagt einfach annehmen, dass er da ist. Er ist nicht definierbar in

---

4 Das Interessante in seiner Arbeit ist, dass er sich bemüht, diesen philosophischen Begriff auf ein naturwissenschaftliches Fundament zu stellen. Das Erleben oder die Haltung eines Einzelnen zu Würde ist messbar. Es gibt neuronale Netze, die je nach Ausprägungsgrad des Bewusstseins über die eigene Würde stärker oder schwächer ausgebildet sind.

Zahlen. Im religiösen Zusammenhang spricht man von gottgegeben, als Agnostiker sieht man darin ein Konzept, um unsere Haltung uns selbst und anderen gegenüber besser zu verstehen und zu gestalten.

Ich denke, dass alle ein bisschen Recht haben. Die Würde haben wir sozusagen einfach als Grundeigenschaft mitbekommen, jedoch müssen wir uns ihrer bewusst werden und lernen, danach zu handeln. Es ist wie ein Fahrrad, das ein Kind geschenkt bekommt: Es muss erst damit fahren lernen. Damit ist gemeint, dass wir uns nicht so schnell entwerten und uns selbst vor allem nicht den Boden unter den Füßen wegziehen. Das könnte man vergleichen mit Mia Törnbloms „Selbstwertsmuskeltraining". Anselm Grün findet sehr passende Worte: "Es kommt nicht darauf an, dass wir nach außen hin sicher auftreten können, sondern dass wir ein Gespür für unseren unantastbaren Wert bekommen und uns in unserer Einmaligkeit selbst annehmen" (Grün, 2009, S. 53). Im Folgenden wird es darum gehen, wie wir dieses Gespür entwickeln und wachsen lassen können.

Für mich ist dieser Begriff ein hilfreiches Werkzeug, um das Erfahren und Gestalten des eignen Wertes zu beschreiben. Wenn man das Bewusstsein der eigenen Würde, also des eigenen Wertes lernen kann, wie Fahrrad fahren, dann kann mein innerer Elefant das auf jeden Fall lernen. Der Mahut muss also ein größeres Gespür für den Elefanten entwickeln. Wenn der Elefant keine Lust hat und bockig ist, fühlt sich der Mahut machtlos, schimpft, schlägt vielleicht am Ende.

Mir selbst bewusster werden

Wie kann ich meinen Wert erfahren, meine Würde fühlen? Es geht darum, den Fokus auf mich zu lenken, mich wie ein Gemälde zu betrachten. Zunächst möchte ich mir selbst bewusster werden, mehr Selbst-Bewusstsein, also ein „Selbstgefühl" entwickeln. Wie mache ich das? Viele Schritte auf diesem Weg geht man durch Reflektion im Nachhinein, wenn ich darüber nachdenke oder gar mit jemand anderem darüber rede. Schreiben hilft mir auch sehr. Ich habe den Eindruck, meine Selbsterkenntnis ist wie ein dünnes Fernglas: Man muss suchen, worauf man das Fernglas richtet, dann scharf stellen. Man erhält nur einen kleinen Ausschnitt. Aber dann sieht man recht genau, was passiert und worum es geht.

Ich erinnere mich daran, wie es kurz nach der Geburt meiner ersten Kinder, der Zwillinge Jonas und Katrin war. Es war eine schwere Umstellung, plötzlich nicht mehr nur für sich selbst verantwortlich zu sein. Jemand anderes kommt zuerst, kommt direkt, kommt ohne Vorwarnung oder Wartezeit. Und plötzlich musste ich lernen, dennoch auf mich zu hören und zu schauen. Wie es mir geht. Bin ich müde? Habe ich Hunger? Banale, alltägliche Dinge wurden zu einer großen Herausforderung, wie Zeit zum Duschen zu finden. Daran zu denken, was ich selbst brauche.

Das Bild aus der Sicherheitsanweisung im Flugzeug half mir damals sehr: Setz Dir selbst die Maske zuerst auf, bevor Du jemand anderem hilfst. Denn, wenn Du bewusstlos wirst, kannst Du niemand anderem helfen.

Der erste Zugang zu mir selbst war die einfache Frage "Wie geht es mir?". Das klingt banal, kann schnell aber in die Tiefe gehen. Am Anfang, als meine Zwillinge erst ein paar Monate alt waren, war es schwer, in mich hinein zu spüren, einfach nur Grundbedürfnisse festzustellen. Es gibt eine Vielzahl von Achtsamkeitsapps, die dabei helfen können[5]. Dort kann ich auch als eine Art Tagebuch schreiben, wie es mir gerade geht, oder das nur ankreuzen in einer von mir einstellbaren Fragenkatalog. Es hilft. Alle sind unterschiedlich und jeder braucht vielleicht einen anderen Zugang. Probiere aus, was Dir passt. Sei neugierig, teste Dinge.

Ich glaube, wir sind sehr darauf konditioniert, auf die Außenwelt zu schauen. Wenn man an den Menschen in seiner natürlichen steinzeitlichen Umgebung denkt, macht eine solche Konditionierung sehr viel Sinn: Die Gruppe und der Zusammenhalt in der Gruppe waren überlebensnotwendig[6]. Deshalb sind Zugehörigkeitsgefühl und Akzeptanz der anderen so unheimlich wichtig für uns. Wie geht es anderen? Was brauchen andere? Womit kann ich dienen? So legen wir unsere Prioritäten fest. Und am Ende mögen mich alle sehr gerne, nur

---

Es gibt unterschiedliche Apps für unterschiedliche Zwecke. „7Mind" (https://www.7mind.de/) oder Headspace (https://www.headspace.com/) führen an Achtsamkeitsmeditaiton heran, die App „Wie geht's dir?" (https://www.wie-gehts-dir.ch/) bietet eine Art interaktives Gefühlstagebuch.

[6] Genderbasierte Stressforschung hat gezeigt, dass Frauen größtenteils nicht mit dem bekannten Stressmuster Flucht oder Kampf reagieren (vgl. Angst, s. 54), sondern in Stresssituationen sehr viel Energie darauf verwenden, eine schützende Gruppe um sich zu wissen. (Kampf-oder-Flucht-Reaktion, 2021)

ich mag mich selbst nicht. Mir geht es zumindest so. Ich möchte ein Beispiel anführen: Wir hatten vor, meine Eltern zu besuchen und sie hatten sich angeboten, die Dinge zu besorgen, die wir brauchten. Ich schickte also eine E-Mail mit allen Dingen, die die Kinder brauchten (Windeln, Milchpulver, ...), und mein Mann (Cola, Waldfruchtjoghurt). Die Antwort kam prompt: "Was möchtest Du denn?" - Ja ich hatte an alle anderen gedacht und mich selbst vergessen.

Aus diesem Grund habe ich mir angewöhnt, mir diese beiden Grundfragen stellen: Wie geht es mir? Was brauche ich? An manchen Tagen finde ich schneller eine Antwort, wenn ich mich selbst mit Du anrede. Irgendwie entsteht so eine größere Distanz im Kopf und ich erkenne mehr Wald zwischen den ganzen Baumkonturen.

Mein Ziel ist es nicht, aus mir einen ausgewachsenen Egoisten zu machen, der die Bedürfnisse anderer komplett ignoriert und nur sich selbst im Fokus hat. Das Bild mit den Sauerstoffmasken im Flugzeug veranschaulicht es gut: Wenn es mir gut geht, kann ich auch für andere da sein. Wenn es mir nicht gut geht, bin ich auch keine große Hilfe für andere. Dann brauche ich nämlich selbst Hilfe. Die erste Frage ist also: wie geht es mir? Die zweite ist: Was brauche ich? Und die dritte: Wie kann ich mich innerlich als wertvoll wahrnehmen und annehmen? Ich bin schon von vorneherein wertvoll, daran muss ich mich von Zeit zu Zeit erinnern.

„Wertvoll werden" heißt für mich also auch: Für mich selbst wertvoll werden. Mir selbst bewusst werden. Mit mir in

Verbindung sein und mit mir selbst in Vertrauen und Harmonie leben lernen. Mich selbst als wertvoll erleben lernen.

Wertvoll werden

Wie könnte ich „Selbstwert" definieren? Ich würde gerne eine Definition finden, die unabhängig von der Außenwelt ist, also von innen herauskommt. „Selbst-Wert" ist der Wert, den ich mir selbst gebe. Selbstwert ist der Wert von meinem Selbst.

Ich werde wertvoll, wenn ich meinen eigenen Wert erkenne.
Ich werde wertvoll, wenn ich für meinen eigenen Wert einstehe.
Ich werde wertvoll, wenn ich freundlich zu mir bleibe und ich mich nicht durch Kritik selbst entwerte.

Ich werde wertvoll, wenn...

Ich versuche etwas anderes. Ich denke an das Experiment mit dem Spiegel. "Ich liebe mich". Nun das klappte ja bei mir gar nicht. Aber wie wäre es hier mit?
Vorsichtig flüstere ich diese Worte: "Ich bin wertvoll. Ich bin einzigartig als Mensch. Ich bin wertvoll." Es fühlt sich komisch an, aber nicht so befremdlich, wie eine Liebeserklärung an mich selbst. Es fühlt sich zunächst merkwürdig an, nach einer Weile etwas lächerlich, dann fast beflügelnd.

Wenn ich davon ausgehe, dass ich wertvoll bin? Wenn ich daran glaube? Mein Wert ist nicht messbar und es funktioniert nicht, ihn zu beziffern oder mit irgendetwas zu vergleichen. Wenn ich mir selbst einen Vorschuss an Vertrauen entgegenbringen kann, dass ich wertvoll bin, dann werde ich mich als wertvoll erleben können. Meine Würde habe ich, ich kann sie erleben und gestalten. Ich brauche Vertrauen in mich selbst, denn kein anderer kann und soll dafür sorgen!

Selbstvertrauen

Und wir haben schon öfter gesagt, dass der Elefant lernen soll, dem Mahut zu vertrauen. Das geht aber nur, wenn der Mahut den Elefanten nicht mehr schlägt. Und das setzt voraus, dass der Mahut so mit dem Elefanten kommunizieren kann, dass der Mahut versteht, was der Elefant will und dass der Mahut dem Elefanten vermitteln kann, was er will und dass der Elefant darauf eingeht.

Wir haben gesehen, dass das Selbstwertgefühl mit dem Wesen eines Menschen zu tun hat. Das Selbstvertrauen wird im alltäglichen Sprachgebrauch eher über das Handeln definiert: Gutes Selbstvertrauen zu haben ist nach Petra Krantz Lindgren (Lindgren, 2019) das gleiche, wie gutes Vertrauen in seine Leistungen zu haben. Wenn ich etwas schaffe und gut abschließe oder für etwas gelobt werde, steigert das mein Selbstvertrauen. Wenn ich scheitere, sinkt mein Selbstvertrauen. Es kann auf verschiedenen Gebieten variieren. Diese Abhängigkeit von der Außenwelt und deren

Lob ist gefährlich, denn das Selbstvertrauen wird dadurch immer auf dem Lob und Urteil der anderen begründet.

Wie aber kann ich lernen, mir selbst mehr zu vertrauen, unabhängig von meinen Handlungen und Erfolgen?

Vertrauen

Aber gehen wir ein paar Schritte zurück. Was ist denn eigentlich Vertrauen?
Wem vertraue ich?

Meine spontane Antwort würde lauten:

- Ich vertraue jemandem, den ich kenne und wo ich weiß was ich erwarten kann. Vertrauen ist Sicherheit. Ich fühle mich sicher, weil Reaktionen und Handlungen von meinem Gegenüber nicht unberechenbar sind.
- Ich vertraue jemandem, auf den ich mich verlassen kann. Das heißt, wenn wir eine Abmachung getroffen haben, bin ich mir sicher, dass diese eingehalten wird. Es geht also um Zuverlässigkeit. Die Situation ist plan- oder abschätzbar.
- Ich vertraue jemandem, von dem ich weiß, dass ich Fehler machen darf und dafür nicht ausgeschimpft oder lächerlich gemacht werde. Man begegnet mir mit Akzeptanz. Ich muss keine Ablehnung oder Verurteilung befürchten.

- Vertrauen ist der Kern von Freundschaft und deren Voraussetzung. Wenn ich einer Freundin nicht vertrauen kann, ist die Freundschaft in Frage gestellt.

Brené Brown zeigt viele Ansätze auf (Brown, 2012). Vertrauen setzt Ehrlichkeit und Verbindlichkeit und jemanden, der sein Wort hält voraus. Und vor allem: Die Summe der Kleinigkeiten machen den Unterschied. Sie vergleicht es mit einer Glasschüssel mit Murmeln. Zunächst, wenn ich zum Beispiel jemanden neu kennen lerne, gebe ich meist eine Art Vorschussvertrauen. Eine Anzahl Murmeln ist schon in der Schüssel drin. Im Laufe der Zeit zeigt sich, ob ich dieser Person vertrauen kann oder nicht. Bei positiven Erlebnissen oder Erfahrungen mit der Person kommen Murmeln in die Schüssel, bei negativen nehme ich welche heraus. Kommt die Person öfter unpünktlich, vergisst gar eine Verabredung? Steht sie zu ihrem Wort oder ändert sie plötzlich ihre Meinung, wenn andere dabei sind? Diese Summe der kleinen Ereignisse ist wichtig für mich und das berühmte Bauchgefühl. Aus meinen Erfahrungen heraus, erstelle ich eine Art Prognose. Das Vertrauen ist die Annahme, dass ich mich auf meine Erfahrung und meinen Eindruck verlassen kann; es wird wieder so eintreten.

Das Gleiche gilt auch für mich und meine Beziehung zu mir! Selbstwertgefühl und Selbstvertrauen gehen für viele Menschen Hand in Hand: Ich mag mich (jetzt gerade), weil ich dieses oder das gut geschafft habe. (Brown, 2012). Das liefert einen guten Ansatzpunkt, um Vertrauen in mich zu steigern: Ich kann mir Mühe geben, mir meine Erfolge bewusst zu machen und üben, mich selbst zu loben (vgl. Übungen und Denkanstöße unter Dankbarkeit und sich selbst loben, S.152). Doch wie können wir noch unser Selbstvertrauen kultivieren?

Ansätze für mehr Selbstvertrauen

Wie kann ich lernen, mir zu vertrauen? Zuverlässigkeit und Akzeptanz sind wichtige Stichworte. Wie kann ich also erreichen, dass meine Annahmen über meine eigenen Fähigkeiten sich als richtig erweisen? Wie kann ich mit mir selbst umgehen, so dass ich mich selbst als zuverlässig erlebe?

Ich habe versucht, mir Ziele zu setzen und ich habe damit nicht immer so gute Erfahrungen gemacht. Ich habe mir lange Listen geschrieben, was ich alles tun sollte und müsste. Geholfen haben mir diese nicht. Im Gegenteil haben sie mich oft eingeschüchtert und mich unter Druck gesetzt. Und dann habe ich mir wieder wehgetan und mich beschimpft.

Wie kann ich lernen, mir zu vertrauen? Nehmen wir die Antworten, die wir vorhin gefunden haben zu Hilfe.

- **Sicherheit in mir**: Wenn ich sicher bin, was ich kann, was ich tun soll.
- **Zuverlässigkeit**: Wenn ich weiß, worauf ich mich verlassen kann.

- **Akzeptanz**: Wenn ich weiß, dass ich Fehler machen darf und dafür nicht schlecht behandelt werde.
- Vertrauen ist zusammenfassend gesagt, dass die Summe der kleinen Ereignisse mich nicht enttäuschen oder entmutigen kann.

Ich möchte gerne laufen gehen, regelmäßig. Heute wäre wieder ein Lauftag. Bis Juni 10 km schaffen. Es ist spät am Nachmittag, es ist schon dunkel an diesem Tag im Februar, ich bin müde und habe ganz ehrlich keine Lust. Ich hatte viel zu tun, bin noch nicht fertig, es ist nass und kalt draußen. Soll ich es also lassen? Das Sofa schaut mich freundlich und einladend an, der Elefant nickt heftig. Nein! Ich packe meine Sachen zusammen, reiße mich zusammen, hadere mit mir, ob ich gehen soll, oder nicht. ... Und es geschieht wieder, das Sofa gewinnt, in mir geht der Streit und das Beschimpfen los. "So wird ja nie etwas aus meinen 10 Km! Ich werde nur dick. Ich bin doof! Mensch hätte ich doch!" Und so geht es weiter und weiter... ABER JETZT STOP!

Ich möchte eine Idee testen. Ziele sind einseitig. Ich beschließe, was gemacht wird und bis wann. Punkt und das war's. Es ist leicht, mich selbst und meine Bedürfnisse zu vergessen. Der Elefant hat nichts zu melden. Egal, ob ich krank werde oder etwas Dringendes dazwischenkommt, das Ziel steht festbetoniert da wie ein Straßenschild neben der Autobahn. Es bewegt sich nicht, es verändert sich nicht. Es würde sich wie ein Misserfolg anfühlen, das Ziel zu reduzieren und einige Punkte zu streichen.

Wie wäre es, wenn ich stattdessen einen Vertrag mit mir abschließe? Ein Vertrag ist eine Übereinkunft zwischen zwei gleichberechtigten Parteien. Ein Vertrag hat deutliche Regeln für beide Parteien.

Was passiert, wenn ich den Vertrag nicht erfüllen kann?

- Ich kann so tun, als ob nichts wäre und die Sache fallen lassen.
- Ich kann versuchen bis nach Mitternacht durchzuackern und dann noch die Spülmaschine auszuräumen. Lange halte ich das nicht durch.

Ich kann den Vertrag auch neu verhandeln, je nach Situation ändern und anpassen. Den Umfang verkleinern oder die Frist verlängern. Ich kann mich schon mittags hinsetzen und überlegen, was ich neu verhandeln möchte, nicht erst in letzter Minute. Wie, wenn eine Verabredung mit einer Freundin oder einem Kollegen nicht einhalten kann, je früher ich Bescheid, gebe desto besser. So ist es auch mit mir selbst, respektvoll.

Und hier sehe ich die Chance, mit mir selbst ins Gespräch zu kommen. Was ist am wichtigsten? Was braucht der Elefant und was kann er noch tun? Muss die Wäsche heute noch gemacht werden oder kann das bis Morgen warten[7]? Brauchen wir ein aufwendiges Gericht zum Abendessen nach diesem

---

[7] Die Scherzkekse unter uns würden hinzufügen, dass es eh zu spät wäre, wenn die Wäsche gelernt hat wegzulaufen.

stressigen Tag heute oder gehen auch Nudeln auch Ketchup oder Pesto aus dem Glas?

Nehmen wir doch die Szene von vorhin noch einmal:

Ich möchte gerne regelmäßig laufen gehen. Heute wäre wieder ein Lauftag. Bis Juni will ich 10 km schaffen. Es ist spät am Nachmittag, ich bin müde und habe ganz ehrlich keine Lust. Ich hatte viel zu tun, bin noch nicht fertig, es ist nass und kalt draußen. Soll ich es also lassen? Das Sofa schaut mich freundlich und einladend an, der Elefant nickt heftig.

Ich möchte nicht unehrlich zu mir sein. Gut, heute gehe nicht laufen, es wird zu viel. Dafür aber morgen. Luisa erzählte doch, dass sie öfter in der Mittagspause spazieren geht. Ich könnte ja mal ausprobieren, da meine Laufrunde zu machen. Es gibt ja eine Dusche im Büro und zuviel Überstundenzeit habe ich auch noch genug.

Was jetzt geschieht, ist etwas Neues für mich. Mein Inneres wird nicht zu einem „Kriegsschauplatz". Ich bin nicht frustriert und schlechter Laune, wie sonst immer. Morgen werde ich laufen gehe, ich schreibe es in den Kalender. Ich freue mich darauf – und jetzt darf ich auch in Ruhe Pause machen.

Mir gefällt diese Idee. Aber es sind Gewohnheiten, die sich verändern müssen in mir[8]. Es ist ein Lernprozess und dieser

---

[8] Um solche Gewohnheiten zu verändern und mehr Verbindlichkeit im Umgang mit sich selbst zu erreichen kann die 5 Sekunden Regel helfen (vgl.

Lernprozess wird Zeit brauchen. Es braucht Verbindlichkeit und ein gutes Maß an Disziplin. Eben nicht den Wecker auf 6 Uhr stellen und dann drei Mal auf die Snoozetaste drücken und bis um 6 Uhr 30 im Bett liegen bleiben. Eben nicht das Laufen auf Morgen verschieben und dann wieder verschieben. Morgen findet das Laufen statt. Ich stehe gleich um 6 Uhr 30 auf.

Das Wichtige und das Neue hier ist, dass ich mich und meine Bedürfnisse jetzt in die Verhandlung mit einbeziehe. Es ist ein wichtiger Schritt, um mich selbst als gleichwertigen Partner zu behandeln. Ein Ziel ist wie ein Befehl von oben, ein Vertrag ist eine Übereinkunft, mehr auf Augenhöhe mit mir selbst. Der Elefant darf mitreden und ist nicht mehr nur passiv. Grundlegend ist, dass sich die Beziehung von Elefant und Mahut deutlich verbessert. Ich lerne mir zu vertrauen, weil ich mich selbst und meine Bedürfnisse berücksichtige. Wir kommen später auf diese Idee zurück (vgl. Über die Abkommen mit uns selbst, S. 128). Mehr Vertrauen kann sich einstellen, wenn sich die Beziehung und der Kontakt zu mir selbst verbessern. Darum wird es im nächsten Abschnitt gehen.

Mit mir selbst ins Gespräch kommen

Viel zu oft behandle ich mich selbst sehr schlecht, beschimpfe mich, füge mir seelische Schmerzen zu und

---

Die 5 Sekundenregel, S. 71)

unterdrücke mich. Der Mahut schlägt den Elefanten. Ich nehme vielleicht meine Bedürfnisse wahr (z. B. ich bin müde), aber für etwas scheinbar Wichtigeres werden sie zurückgestellt. Oder sie werden gar ignoriert.

Agneta Lagercrantz (Lagercrantz, 2014, S. 78-79) findet dazu deutliche Worte: "im Krieg mit unserem erwachsenen Selbst haben wir beide Rollen inne: Die Kritisierende und diejenige, die kritisiert wird. Wir haben die Peitsche in der Hand und wir sind gleichzeitig die Person, die am Bode liegt und geschlagen wird"

Der Mahut schlägt den Elefanten. Er schlägt ihn, mit einer dünnen Rute, später mit einer Peitsche. Der Elefant gehorcht jetzt. Es tut weh, geschlagen zu werden. Vor allem an den empfindlichen Stellen, wie am Rüssel. Manchmal hat der Elefant schon geblutet. Aber das sollte nicht mehr sein. STOP! Rufe ich.

Johann Wolfgang von Goethe soll gesagt haben „Das schlimmste, was einem passieren kann, ist sich selbst nicht zu mögen." (Weston, 2005, s. 22) Wie kann man aus dieser inneren Feindschaft oder diesem inneren „kalten Krieg" herauskommen?

In einer Gruppe oder einem Team öffnen sich Menschen, wenn sie sich zugehörig und sicher fühlen. Dann und erst dann traut man sich über Probleme und Misserfolge zu sprechen. Man gibt Schwäche zu und zeigt verletzliche Seiten. Ist es mit uns selbst nicht ähnlich? Wenn wir uns selbst sicher und geschützt fühlen, dann öffnen wir uns, dann ist da Platz und

Aufmerksamkeit, Dinge wahrzunehmen. Wie aber finden wir diesen sicheren, druckfreien Raum? Und vor allem, wie finden wir diesen sicheren Raum in uns selbst?

Es gibt verschiedene Arten und Möglichkeiten, mit sich selbst in Kontakt zu treten: Manche finden beim Joggen zu sich selbst, andere beim Musik hören oder malen. Mir persönlich hilft das Schreiben sehr[9]. Da habe ich Zeit, zu reflektieren, zu bewerten und nachzufühlen. Was hilft Dir, Dich selbst wahrzunehmen? Von Thun und Zach schlussfolgern: „Mir meiner eigenen seelischen Anteile, Gedanken, Gefühle und Bedürfnisse bewusst zu werden, ist der erste Schritt zu größerer Klarheit in der Kommunikation mit mir selbst und mit Anderen" (Friedemann Schulz von Thun, Kathrin Zach, Karen Zoller, 2012, s. 39). Ein guter Anfang ist die einfache Frage „Wie geht es mir?" und „Was brauche ich?". Wenn man sich diese Fragen stellt und in sich hineinhorcht, kommt man mit sich selbst in Kontakt und später auch ins Gespräch.

Der Mahut und der Elefant verständigen sich. Sprechen kann der Elefant nicht, aber im Laufe der langen Zeit hat der Mahut gelernt, die Signale und Laute des Elefanten zu verstehen, kann den Ausdruck seiner Augen deuten. Ich bin mir bewusst geworden, dass ich der Mahut bin und der Elefant ist mein innerer Elefant. Diese Abstraktion hilft mir, es gibt mir Abstand und eine Art Neuanfang. Ich möchte nicht, dass der Mahut den Elefanten schlägt. Ich kann über mich reden und

---

[9] Im Anhang findest Du ein paar Anleitungen dazu. Zu nennen wären Morgenseiten S. 69, Das gute Buch, S. 73 und die Übungen unter Selbstbilder, S. 70

nachdenken, ohne mich in gewohnten Bewertungen und Gedankenmustern zu verfangen.

Aufmerksamkeit und Wahrnehmen sind die Hauptzutaten, um mit mir selbst ins Gespräch zu kommen. Zuhören, also sich selbst zuzuhören, ist eine wichtige Voraussetzung. Es klappt nicht von jetzt auf gleich, aber mit etwas Übung wird man immer besser.

Es dauert lange bis ein Mahut seinen Elefanten kennenlernt und der Elefant Vertrauen zu dem Mahut aufbaut. Der Mahut hat eine sehr aktive Rolle in diesem Prozess. Der Elefant reagiert auf ihn, die Beziehung formt sich aus der Summe der Erfahrungen, der kleinen Dinge. Es geht also viel um das Wahrnehmen der eigenen Verletzlichkeit. Mein innerer Elefant ist stark und sanftmütig zugleich. Er hat enorme Kraft und ist unheimlich zart und empfindlich.

Mein Tagebuch ist mein bester Freund, es wertet nicht, es hört immer zu, ich kann nachlesen, was ich geschrieben habe, wenn ich das möchte. Ich entleere meinen Kopf und unterbreche das Echo aller Gedanken die immer wieder und wiederhallen. Viele Antworten stecken in mir selbst drin, ich muss sie freischaufeln, sie knospen und keimen lassen. Es kostet Disziplin. Es ist Arbeit, mit sich selbst in Kontakt zu treten, auch nicht immer schmeichelhaft. Es fällt mir auch nicht immer direkt zu.

Leicht kann es passieren, dass wir eine Decke über unsere innere Stimme legen. Der Mahut ist sehr kurzsichtig und verschließt sich für die wortlose Sprache des Elefanten. Diese Decke besteht aus unseren Erwartungen an die Reaktionen anderer und die Angst vor negativen Rückmeldungen. Dahinter steht die Befürchtung, dass wir nicht mehr dazugehören, dass wir nicht mehr akzeptiert werden. Diese Angst vor angenommenen Reaktionen, die uns vielleicht begegnen könnten, ist ein großer Bremsklotz für unsere persönliche Entwicklung. Dass wir diese Reaktionen projizieren und unser Handeln danach ausrichten, heißt aber nicht, dass diese Reaktionen wirklich eintreffen. Unser Gehirn hat eine Hypothese aufgestellt und sucht einen Weg, um uns bestmöglich zu schützen. Schritt für Schritt kann man lernen, diese stimmen auseinanderzuhalten und Befürchtungen an der Wirklichkeit zu prüfen.

Ich glaube, darin liegt ein großer Wert. Zum einen in uns selbst zu wachsen und eine gesundere Beziehung zu uns selbst zu pflegen. Es ist ein Schritt auf dem Weg, meine Würde zu erfahren. Dazu muss ich mich selbst umschließen, mich in meiner Ganzheit annehmen. Ich bin der Mahut und der Elefant ist mein innerer Elefant, mein Selbst.

Doch es gibt viele Eigenschaften an mir, die ich gerne verdränge, und die ich mich sogar weigere zu erkennen. Sie liegen wie im Schatten meiner Aufmerksamkeit und meiner Selbsterkenntnis.

Unsere Schattenseiten

Marta Cullberg Weston beschreibt (Weston, 2005) unsere Schattenseiten als eine Kiste. Auf der Außenseite sieht man positive Aspekte wie Intelligenz, Stärke und Unabhängigkeit. Wenn man den Deckel der Kiste hebt, findet man ganz andere Vorstellungen über die eigene Person. Man sei dumm, schwach, unselbstständig. Diese inneren Bilder handeln von inneren Unsicherheiten und Mangelerlebnissen. Kein Wunder, dass wir so etwas lieber wegpacken und sicher verstauen. Die Kluft zwischen den äußeren und den inneren Bildern zu überbrücken, kostet viel Kraft. Oft ist es mit Angst verbunden, diese Kiste zu öffnen. Gleichzeitig merken wir deutlich den Einfluss der Schattenseiten. Wenn man sich an einer Wesensart oder einem Verhalten eines anderen Menschen besonders stört, liegt es vielleicht daran, dass man bei sich selbst diese Eigenschaft nicht sehen will, weil man sie wegdrückt, sie peinlich findet oder befürchtet, dass sie einem schaden könnte. Pauls „Cola-Ritual" ist so etwas für mich: Er zelebriert es, sich mit etwas zu trinken einen Moment hinzusetzen, bevor er die nächste Sache angeht. Ich möchte gleich weiterhetzen und alles fertig machen. Aber dazu später mehr (vgl. Pause machen, S.77).

Man kann sich fragen: was steckt dahinter? Wovor habe ich Angst? Welche Konsequenzen befürchte ich? Bei mir könnte z. B. dahinterstehen „Ich darf nicht Pause machen, weil ich sonst ein abgeschlaffter Faulpelz werde" oder „erst die Arbeit, dann das Vergnügen". Solche inneren Kernaussagen werden als Glaubenssätze bezeichnet. Das sind kurze Kernaussagen über unser Weltbild, die wir übernommen haben oder aus

Erfahrungen abgeleitet haben. Es gibt positive und negative Glaubenssätze. Sie funktionieren wie eine automatisierte Handlungsanweisung, werden z. B. von inneren Stimmen wie ein Mantra wiederholt. Luise hatte lange damit zu kämpfen, dass ihr ein Sportlehrer in der 8. Klasse gesagt hatte: „Sport liegt dir einfach nicht". Dieser Satz hallte in ihr wider und raubte ihr Jahr später noch den Mut, Dinge auszuprobieren und an Bewegung Freude zu finden. Ein Kletterkurs, zu dem sie sich mit viel Überwindung angemeldet hatte, brachte ihr schließlich das Schlüsselerlebnis: Ich kann es doch!

Es geht darum, mit sich ins Gespräch zu kommen, sich wahrzunehmen. Und auch diese Glaubenssätze in Frage zu stellen. Sind sie heute noch aktuell? Hilft mir das und bringt es mich weiter? Aber auch dazu später mehr (vgl. Das innere Team oder wie werden innere Kritiker zu Ratgebern, S. 137).

Selbstbild

Meiner Meinung nach ist das Selbstbild nichts Konstantes. Ich möchte es als die Brille bezeichnen, mit der wir uns selbst betrachten. Dann ist die Frage welche Brille wir aufsetzen. Ich habe viele Mangelbrillen im Regal liegen. „Im Grunde genommen schlagen wir uns mit dem unaushaltbaren Gedanken herum, nicht perfekt zu sein" zitiert Agneta Lagercrantz die Meditationslehrerin Tara Brach (Lagercrantz, 2014, S. 79). Diese haben gefärbte Gläser wie eine Sonnenbrille und heben hauptsächlich die schlechten Dinge hervor, wie zum Beispiel die Kilos zu viel, was ich alles noch tun wollte, aber wozu ich nicht gekommen bin, meine Verhaltensweise im Meeting letzten Dienstag und mein Mangel an Geduld heute Morgen, als Katrin mal ihrem Kuscheltierelefanten zu trinken geben wollte und dabei die ganze Milch ausschüttete. „Aber die eigene Verletzlichkeit zuzugeben fällt vielen wesentlich schwerer, als sich selbst mit Kritik zu quälen" schreibt Lagercrantz weiter (Lagercrantz, 2014, S. 79). Mit dem Begriff der Verletzlichkeit befassen wir uns später noch (vgl. Verletzlichkeit, s. 111).

Seitdem ich Kinder habe und mehr über mein Verhalten reflektiert habe, ist mir etwas klar geworden: Die Kinder haben mir eine neue Brille geschenkt. Ich möchte sie die Kinderbrille nennen. In seinem Kind sieht man selten die Unvollkommenheit, sondern erahnt das schlummernde Potenzial und nimmt gleichzeitig eine schier unendliche Freude wahr, zu sein und zu entdecken. Der watschelnde Gang von klein Emil (knapp ein Jahr alt damals) mit dem er sich tapsend durch seine Welt bewegte als er gerade laufen lernte. Ich dachte nicht: „Mann Emil, wenn Du nicht so watscheln würdest und endlich gescheit reden könntest, dann würde ich Dich richtig mögen!" sondern ich freute mich mit ihm, wenn er es schaffte auf den Stuhl zu klettern und ich bewunderte seine Dickköpfigkeit, nach jedem Hinfallen wieder aufzustehen und es eben so lange zu probieren, bis es klappte. Und dann nochmal und nochmal und nochmal. Ich sah seine Freude, wenn er den Lichtschalter entdeckte und dachte nicht „Mann Kind, ja das ist ein LICHTschalter. Das weiß doch jeder!". Ich sehe alles, was in ihm schlummert und alles, was er noch entdecken wird. Und die Kinderbrille hat die Zauberkraft, mich selbst mit diesen Augen zu sehen: Ich starre nicht auf die Mängel, auf alles was nicht klappt und was ich nicht kann. Vielmehr sehe ich das, was ich lerne, das was ich schaffe, das was ich kann. Ich sehe einen Weg und ein Potenzial. Bei Emil und anderen Kindern ist die Lebensfreude noch nicht abgestumpft. Sie strahlt aus ihm heraus. Es ist ein hochgestecktes Ziel, aber ich möchte mich durch die gleiche Brille betrachten lernen.

Im folgenden Kapitel werden wir uns im Wesentlichen der Frage widmen, wie Peter Bieri es ausdrückt: "Welche Art, mich selbst zu sehen, zu bewerten und zu behandeln, gibt mir die Erfahrung der Würde?" (Bieri, 2013, s. 13). Was kann ich tun und wie kann ich mich behandeln, um mich als wertvoll erleben zu können? Wir werden sehen, wo wir die Kinderbrille aufsetzen können und wie sie auch auf der Nase bleibt oder wie wir sie immer wieder aufsetzen können.

So komme ich zu der Aufforderung an mich selbst und der Zielformulierung:

Ich möchte mich mit Wohlwollen behandeln, nicht aus dem Mangel (vgl. „ Akzeptanz" S. 115) heraus, sondern mich selbst mit Mitgefühl und Wertschätzung sehen.

Ich möchte mich selbst (meine Bedürfnisse, meine Grenzen und mein Wohlergehen) in meine Entscheidungen mit einbeziehen. Ich möchte mir den Raum geben, den ich brauche und mich selbst nicht als Objekt behandeln. Das bedeutet, dass ich mich nicht entwerten („ich dumme Kuh, ich kann das ja gar nicht!") und mir so meine Gestaltungskraft nehmen möchte (Hüther, 2019, S. 124)

Teil 2:

Mich selbst wahrnehmen von außen nach innen

Wie kann der Mahut den Elefanten schützen und für ihn sorgen?

Wenn ich mir selbst keine Zeit und keine Aufmerksamkeit schenke, kann ich mich auch nicht kennen lernen. Dann werde ich mir selbst eine Fremde bleiben. Im Folgenden geht es darum, wie ich mir selbst Priorität geben kann, wie ich für mich selbst und für andere greifbar und begreifbar werde, indem ich mich mehr abgrenze und meine Bedürfnisse kommuniziere. Aber fangen wir von vorne an, wie kümmere ich mich um mich selbst?

Für sich selbst sorgen

Self-care nennen es viele lieber, vielleicht weil es geschmeidiger und griffiger klingt, vielleicht, weil der negative Anklang von „sich Sorgen machen" nicht mitschwingt. Das englische Wort „care" bedeutet Pflege, Sorgfalt oder Betreuung, aber auch Fürsorge und Obhut.

Wir wollen also:
- Uns selbst mit Sorgfalt und Aufmerksamkeit begegnen
- Die Freundschaft zu uns selbst pflegen
- Mit Fürsorge auf unsere Bedürfnisse reagieren
- Uns selbst in Obhut nehmen
-

Jayne Hardy (Hardy, 2019) hat dazu einige wertvolle Gedanken geschrieben. Sie sagt, dass es viele Stolpersteine auf dem Weg gibt. Höher, schneller weiter ist oft der Leitsatz und das Lebensmotto. Man will es allen recht machen und das eigene Selbst kommt als letztes dran (wenn überhaupt). Wenn Kinder da sind, tun wir alles für unsere Kinder. Wir reißen uns Beine aus, damit sie (vor allem im Kleinkindalter) gut essen und genug schlafen. Wir bemühen uns, dass sie pädagogisch wertvolles Spielzeug haben und Zeit zum Spielen, zum Lernen und für alle erdenklichen Förderungen finden. Aber was ist mit uns selbst? Geben wir uns selbst auch diese Fürsorge? Diese Beschreibung traf für meine Situation genau zu und das war für mich wie ein Schlag ins Gesicht. Was ist mit mir selbst? Wenn ich alles für meine Kinder tue, warum nicht für mich?

Ja, es ist schwierig, an sich selbst zu denken. Wenn die Kinder schreien und brüllen, sich Legosteine an den Kopf hauen, dann steht das ganz hinten an und meist komme ich gar nicht dazu. Wie soll ich dann noch genug Platz in meinem Kopf haben, um mir selbst Aufmerksamkeit zu schenken? Es ist verpönt, egoistisch zu sein. Man soll für andere da sein, sich aufopfern. Doch Vorsicht, ich sehe hier eine große Falle: Wenn ich mich aufopfere und nicht auf mich selbst achte, dann gehe ich kaputt. Wenn ich meine Ressourcen verbrauche, ist nichts mehr da für die Zukunft; auch nicht für andere.

Ich möchte das Bild aus dem Flugzeug anführen. Jeder kennt es aus den Sicherheitsanweisungen zu Beginn des Fluges: „Setz Dir selbst zuerst eine Sauerstoffmaske auf, dann hilf jemand anderem!" Warum? Wenn ich selbst durch Sauerstoffmangel bewusstlos werde, kann ich niemand anderem mehr helfen. Deshalb meine Maske zuerst und danach erst die anderen.

Treten wir einen Schritt zurück. Das klingt ungewohnt, oder? Erst mir helfen, dann den anderen. Aber hier wird die Konsequenz ganz deutlich. Wenn meine eigene Atemluft nicht gesichert ist, habe ich keine Möglichkeit, die von anderen zu sichern.

Ja, es fällt schwer, sich zuerst die Sauerstoffmaske aufzusetzen. Mir fallen tagtäglich Situationen ein, in denen ich das mal wieder vergessen habe.

In kleinen Schritten! Hier haben mir vor allem die Übungen Was brauche ich eigentlich? (vlg. S 163) und Morgenseiten (vgl. S. 163) geholfen.

Was ist nun damit gemeint, für sich selbst zu sorgen? Banal gesprochen, sich seiner Bedürfnisse bewusstzuwerden, sie zu sehen und diese zu erfüllen. Zuerst schauen wir uns eine theoretische Überlegung an, bevor wir auf die Bedürfnisse und das ganze Drumherum eingehen.

Das Konto Modell

Ganz praktisch gesprochen bedeutet für mich selbst sorgen, dass ich auf meinen Kontostand achte. Der Kontostand ist ein vereinfachtes Bild, wie es mir geht. Es gibt so viele Sachen, die mir Energie abziehen und Kraft fressen. Nölige Kinder, die ihr Abendessen nicht essen wollen, eine nicht enden wollende Sitzung ohne klares Ergebnis, morgens in die Küche zu kommen, wenn noch das schmutzige Geschirr vom Vorabend dasteht. Die Liste ist lang.

Jeder Energiefresser zieht mir also eine Summe von meinem Konto ab. Einige mehr, andere weniger. Es steht in meiner

Verantwortung, dafür zu sorgen, dass ich mein Konto wieder auffülle, dass ich mein Konto nicht zu sehr überziehe oder mich sogar in teuren Dispokrediten verfange. Was hilft mir dabei? Eine gute Mütze voll Schlaf. Einen Kaffee mit Luise trinken, quatschen und lachen. Zu Dingen bewusst „Nein" sagen.

Aber das Wichtigste ist, regelmäßig den Kontostand zu checken: Wie geht es mir gerade? Wie ist mein Energieniveau? Geht es auf die Null zu? Bin ich schon im roten Bereich? Wie geht es mir? Was kann ich für mich tun?

Es gibt auch kleine Wundermittel, wie z. B. sich mal bei der netten Kollegin zu bedanken. Und wie sie sich freut! Ein Kompliment machen. Vielleicht bekommt man eines zurück?

Auch hier wieder ist es eine Übungssache. Je besser ich mich selbst kennen gelernt habe, desto besser weiß ich, was mir hilft und was mich wieder auf die Füße stellt. Je mehr ich mich wahrnehme, desto deutlicher sehe ich, was ich brauche und wann.

Woran merkt man, dass das Konto leer ist oder sogar im Minus? Ich fühle mich sehr müde und antriebslos. Meine Toleranzgrenze sinkt beträchtlich, die Lunte wird kürzer und die Zeit, mich auf die Palme zu bringen, wird immer weniger. Unwichtige Kleinigkeiten können als persönliche Beleidigung erlebt werden. Ich habe viel Appetit, obwohl ich nicht unbedingt Hunger habe. Ist der Kontostand über lange Zeit im roten Bereich, vielleicht mit einem hohen Dispokredit belegt, dann wäre das ein Schritt Richtung Burnout.

Das Bild mit dem Kontostand ist ein Hilfsmittel. Um es kurz und bündig auf den Punkt zu bringen: Für sich selbst zu sorgen, bedeutet zum einen meinen Kontostand im Auge zu behalten und immer wieder mit Positivem aufzufüllen, wenn er nach unten geht. „Nein" zu sagen, wenn es zu viel wird. Zum anderen geht es darum, meine eigenen Bedürfnisse wahrzunehmen und sie, wenn möglich, zu erfüllen. Aber wie war das noch einmal mit den Bedürfnissen?

Bedürfnisse

Es war morgens um 3. „Mamma ich muss aufs Klo". „Dann geh, Jonas", sagte ich halb im Schlaf. „Nein Mamma, Du sollst mitkommen!" und er zeterte und schimpfte und schrie, bis ich endlich mitkam. Er hatte offensichtlich Angst. Aber warum? Mich trieb die Angst aus dem Bett, dass die anderen Kinder aufwachen würden. So ging es nun Nacht für Nacht für Nacht.

Wir erinnern uns vielleicht an die Pyramide der Bedürfnisse von Maslow aus dem Schulunterricht. Die Grundbedürfnisse (Atmung, Wasser, Nahrung, Schlaf) stehen ganz unten. Darauf folgt Sicherheit (körperlich, seelisch, materiell). Über der Sicherheit liegt die Gemeinschaft oder das Soziale (Familie und Freunde, Gruppenzugehörigkeit und sozialer Austausch). Ganz oben auf der Pyramide thront die Selbstverwirklichung:

Im Bereich Sicherheit oder Gemeinschaft lag auch das Problem von Jonas: *Er weckte mich Nacht für Nacht, bis ich schließlich fragte, „Warum möchtest Du, dass ich mitkomme?".*

– „Ich habe Angst im Dunkeln, Mamma. Auf der Toilette wohnt ein Gespenst."

Bedürfnisse entstehen meist aus einem Mangel oder einem Überfluss heraus. Jonas fehlte die innere Sicherheit, alleine auf die Toilette zu gehen.

In der Psychologie sind die Bedürfnisse die Vorstufe von Verlangen (Bedürfnisse, 2020). Das Verlangen besteht aus zwei Teilen, zum einen dem Anreiz, also das Streben nach einem Gut und zum Zweiten der Wunsch danach oder der Wille. Der Anreiz von etwas, auch Motivation genannt, ist die Erwartung vom Eintreffen des Zielzustandes und die dazugehörige positive Emotion. Wenn ich also Lust habe, ein Stück Kuchen zu essen, stelle ich mir den guten Geschmack des Kuchens vor. Daraus entsteht dann der Wunsch, den Kuchen zu haben. Habe ich davor Hunger gehabt oder habe ich den Appetit bekommen, als ich den Kuchen sah? Diese Frage ist wie die Henne und das Ei und wohl nur in jeder Situation individuell zu beantworten.

Warum drösele ich das hier so auf? Mir geht es um zwei Dinge: Zum einen geht es mir um das reine Wahrnehmen und Priorisieren der eigenen Bedürfnisse im alltäglichen Chaos und Trubel einer Familie. Zum anderen geht es mir um das Erkennen und Dechiffrieren, worum es mir eigentlich geht, welche Motivation dahintersteckt. Angenommen ich habe den dringlichen Wunsch, mir einen roten, teuren Sportwagen zu kaufen. Was ist der wirkliche Grund dahinter? Was möchte ich mit dem roten Sportwagen erreichen? Was bedeutet er mir?

Welches Gefühl möchte ich in mir bestätigen? Vielleicht geht es mir um Anerkennung, vielleicht geht es mir um ein Freiheitsgefühl. Der rote Sportwagen mag auch eine Bestätigung für meinen beruflichen und finanziellen Erfolg sein. Das Auto soll mir also immer wieder deutlich machen, dass ich die Sicherheit habe, mir so etwas leisten zu können. Wie bei dem Kuchen können die Gründe vielfältig sein. Sich auf die Suche nach solchen weiterreichenden Erklärungen zu machen, kann sehr aufschlussreich sein. Man kann Automatismen aufbrechen, aber auch bewusstere Entscheidungen treffen.

Übrigens gingen wir dann eine Nachtlichtlampe für das Badezimmer kaufen. Jonas durfte sie sich aussuchen. Es wurde ein weiß leuchtendes Gespenst, das freundlich lächelt. Es dauerte eine Weile und dann traute er sich auch, allein zu gehen und ich wurde nachts nicht mehr so oft geweckt.

Eigene Bedürfnisse in einer Familie mit Kindern

Wie nehme ich meine Bedürfnisse im Trubel und Chaos des Familienalltags wahr und wie gebe ich ihnen Raum? Ich möchte Dir diesen Abschnitt besonders ans Herz legen, wenn Du kleine Kinder hast. Mir passiert es ganz oft in der Familie, dass ich mich selbst zurückstelle, um Frieden herzustellen, die Wogen zu glätten, Platz zu schaffen für die Bedürfnisse der anderen. Ich gleiche aus, rede, vermittle, ermahne, unterbreche mein Essen, um mit einem weinenden Kind zu reden, das wütend davon gelaufen ist und erkläre Katrin, dass man eben nicht mit der Gabel wirft, weil ihr Jonas das letzte Stück Würstchen vom Teller geklaut hat. Mein Magen knurrt, ich habe Riesenhunger. Es ist egal, das hier ist gerade wichtiger. Aber das Ende vom Lied ist, dass ich als letztes komme. Es passiert so leicht, dass ich mich selbst vergesse, ganz hintenanstelle. Es passiert zu leicht und es passiert zu oft! Ich vergesse zum Beispiel dann mein Essen aufzuessen oder schlinge es in mich hinein.

Ich glaube, frau ist von Anfang an darauf programmiert durch Schwangerschaft und Babyzeit. Ein kleines, hilfloses Würmchen ist da und es braucht MICH! Egal, wie sehr ich mich ärgere oder schreie, es weint trotzdem, so lange eben, bis sein Problem gelöst ist. Was mit mir ist, ist dem kleinen Würmchen erst einmal ziemlich egal. Diese Erfahrung nehmen wir mit. Ich erlebe sie als sehr prägend. Es gibt das Rollenbild oder überkommene Vorstellungen vom Ideal der sich aufopfernden Frau und Mutter in der Gesellschaft. Es ist schwer, aber unheimlich wichtig daraus keinen Automatismus werden zu lassen, sondern bewusst aus diesem auszubrechen[10].

---

[10] Die Verantwortung des Organisierens bleibt meist an uns Frauen kleben, frau wird Managerin, der Partner eine Art Angestellter. Er bringt den Müll raus, wenn man ihn daran erinnert, aber eben selten kommt er von alleine darauf. Was wird heute Abend gegessen? Was schenken wir Oma zu Weihnachten? Der Begriff „Mental load" beschreibt diese unausgesprochene Verantwortung ((Eube, 04.02.2019). Humorvolle Comics von Emma sind dort auch zu finden zu dem Thema.) Niemand hat sie einem übertragen, man übernimmt eben diese Aufgaben, weil es sich so gehört oder, weil es gemacht werden muss. Diese Verantwortung ist unsichtbar und gerade deswegen sehr erdrückend. Vor allem deckt sie das Erleben unserer

Schmidt und Dibbern diskutieren in ihrem Buch „Slow Familiy" (Schmidt, 2019) eine Variante von Masslows Bedürfnispyramide. In der einfachen Version steht Schlaf ganz unten als Basis. Wer ein (oder zwei) Babys hatte, weiß, wie anspruchsvoll es sein kann, auch nur das hinzubekommen. Grundlegend. Wenn ich ausgeschlafen bin, habe ich mehr Geduld und Freude. Wenn ich genug gegessen habe, werde ich nicht plötzlich wegen einer Nichtigkeit wütend. Auf der nächsten Stufe folgt "Kind gesund", und danach Essen. Sind die Kinder sehr klein, dreht sich darum die Welt und die Welt hört auf, sich zu drehen, wenn eines dieser Grundbedürfnisse nicht erfüllt wird.

Die zweite Variante dieser Bedürfnispyramide ist etwas umfangreicher. Auf der Spitze thront die Selbstverwirklichung. Darunter liegen physische Bedürfnisse, gefolgt von Sicherheit und Sozialem. Eine Stufe darunter stehen Individualbedürfnisse. In der eng verwobenen Familie bedingen sie sich alle gegenseitig, alle hängen voneinander ab. Ganz unten als Basis steht die **Zeit, um Bedürfnisse überhaupt zu erkennen: Die freie Aufmerksamkeit, das eigene Bedürfnis (oder das eines anderen) wahrzunehmen**.

Dieses Schema mag einem einiges bewusst machen. In die grundlegende Dimension „Zeit" gehört auch Leerraum. **Ich brauche Zeit, Zeit, leere Zeit, um mich selbst zu fühlen.**

---

eigenen Bedürfnisse zu, sie raubt dafür die Aufmerksamkeit, da man ständig an 1000 andere Sachen denken muss.

Manchmal will ich am Abend gar keine Serie gucken, ich möchte nur aus dem Fenster schauen. Vielleicht laufen oder spazieren gehen.

Wie finde ich diese leere Zeit? Mein Alltag läuft leicht über, und meinen Kopf hätte ich schon so oft irgendwo liegenlassen, wenn er nicht zwischen den Schultern festgewachsen wäre. Wie also schaffe ich es, den Fokus auf mich zu legen?

Mir selbst Zeit und Aufmerksamkeit geben

Die meisten, mich eingeschlossen, werden klagen, dass sie eh kaum Zeit haben. Wenn man selbst so eingespannt ist, durch verschiedenste Verantwortungsbereiche wie Kinder und Arbeit und Haushalt, kann es unmöglich erscheinen, sich jetzt auch noch um sich selbst kümmern zu sollen. Bitte, wann?!? Der Tag hat doch nur 24 Stunden und schlafen soll man ja auch noch! Zwischen Arbeit, Kindern und Haushalt und anderen sozialen Verpflichtungen, wie soll das gehen?

Es geht darum, „kleine Zeitschnipsel" zu finden, wo man seins machen kann. Ein einfacher Weg kann z. B. sein, dass man ein Hobby oder eine Tätigkeit findet und pflegt, die einem Freude macht. Dieses vermittelt ein Gefühl von Freiheit und Selbstbestimmtheit, das so wichtig ist. Es kann auch ein Handyspiel sein, oder eine Zeitschrift. Eine Serie gucken oder laufen gehen. Die Menge an Zeit mag zu Anfang gar nicht so wichtig sein, eher die Priorität, mir selbst Wichtigkeit und Raum einzuräumen, mich selbst an die erste Stelle zu setzen. So kannst Du Deinen Kopf in ein Stückchen Himmel stecken! Du kommst ins Handeln und Gestalten, setzt Dich ans Steuer von Deinem Auto.

Mikropausen einlegen. Es geht für mich auch darum, Zeit für Leere zu finden, um in mich hineinzuspüren. Die Fahrt mit der U-Bahn zur Arbeit ist ein solches Zeitfenster oder das Sitzen in der Badewanne. Falls ich morgens vor den Kindern aufwache, das noch im Bett Liegen und etwas Nachdenken. Minimeditationen oder Yoga[11] können helfen, geführte Entspannungsübungen, Mandalas ausmalen, vielleicht auch Häkeln, Holzarbeiten oder Brotbacken. Es geht darum, nicht ständig von Eindrücken und Gedanken überschwemmt zu werden, uns nicht in Reizen zu ertränken. Wenn wir Leere finden können, haben wir die Augen und Ohren offen für den Elefanten in uns.

Mir selbst Priorität geben heißt konkret, regelmäßig auf meinen Energielevel zu gucken. Wie geht es mir? Wie sieht mein Kontostand aus? Es bedeutet auch, unbequem zu sein und Grenzen zu setzen, Dinge abzulehnen, die eben gerade nicht passen, oder zu viel Energie kosten würden. Es bedeutet auch mir, selbst Zeit und Aufmerksamkeit zu geben. Verantwortung für mich zu übernehmen. Kurz gesagt, kann man diesem Thema ganze Bücher widmen. Schauen wir im Weiteren, wie das praktisch geht.

---

[11] Hier kann ich das Buch „Mini-Meditationen" von Ulrich Hoffmann (isbn 3833838140) empfehlen.

Meine Grenzen

Man soll Grenzen setzen und verteidigen, heißt es oft. Sich durchsetzen. Im Wort „Verteidigen" schwingt eine Note von Kraft und gekreuzten Schwertern mit. So kriegerisch wollen wir es nicht angehen.

Jonas und Katrin waren knapp 1.5 Jahre, als sie in den Kindergarten kamen. Sie konnten altersgemäss ein paar Worte sagen und andere zurechtnuscheln, aber es war weit von einer komplexen Kommunikation entfernt. Zu dieser Zeit zogen sie sich viel an den Haaren, manchmal im Spiel, manchmal zum Spaß und dann wieder, um den anderen zu ärgern oder um einfach auszuprobieren, was geschieht. Es war schwer, den Unterschied zu sehen und es war oft sehr schwer, damit umzugehen. Am Ende war es ein kleines Wort, das uns rettete. Aber dazu später mehr.

Grenzen wahrzunehmen und zu kommunizieren, sehe ich als die Grundbedingung, um meinen Raum oder mein Territorium zu markieren: "Es reicht". "So möchte ich nicht behandelt werden". "Nein". Von Thun fasst das in treffende Worte: Abgrenzung ist „den Eigenton zu bewahren und nicht von der Melodie des anderen übertönt zu werden." (Miteinander reden von A bis Z, 2012, s. 9), also seine Integrität zu behalten. Im Zusammenhang mit Grenzen taucht dieser Begriff oft auf. Er leitet sich von dem Lateinischen Wort *integritas* ab, das mit ‚unversehrt', ‚intakt', ‚vollständig' übersetzt werden kann. Ich denke zuerst an einen Staat, der seine politische Integrität bewahrt, seine Grenzen schützt und von keinem anderen Land überfallen, annektiert oder unterdrückt wird. Übertragen auf eine Person bedeutet das, dass ich meinen Werten und Bedürfnissen entsprechend handle, in Treue zu mir selbst.

Übersetzt würde das heißen: Ich bin vollständig und komplett nach außen hin, ich gebe mir Kompetenz und Autorität. Das Problem ist nur, wo sind meine Grenzen? Ich habe keine Landkarte, auf der sie als rote Linie eingezeichnet sind. Ich empfinde meine Grenzen als fließend und oft verschwimmen sie. Sie sind schwer zu fassen. Bedürfnissen sind eng mit Grenzen verwandt. Ein Bedürfnis entsteht, weil wir zu viel oder zu wenig von etwas bekommen und eine Grenze ist ein anderer Ausdruck dessen, wie eine Fortführung dessen. Zum Beispiel überschreiten wir eine Grenze, weil wir auf ein Bedürfnis nicht eingegangen sind. Die unterschwellige Botschaft von Ärger zeigt oft ein Bedürfnis nach Abgrenzung an. Man kann ein Bedürfnis nach Abgrenzung verspüren. Dies zeigt sich beispielsweise durch das Gefühl von Ärger. Dabei geht es oft um die Abgrenzung gegenüber den Bedürfnissen und der Erwartungen anderer. Damit meine ich auch so ein leises Grummeln im Bauch oder diese echoende Bereuen, „Ach, hätte ich doch vorhin bloß auf mich selbst gehört". Doch darauf gehe ich später nochmal ein.

Ein gedankliches Bild, das das Konzept „Grenzen" gut veranschaulicht ist ein Haus mit Garten. Ich bin das Haus. Meine Grenzen sind der Zaun um den Garten herum. Es gibt Häuser mit einem hohen Zaun, es gibt Gefängnisse mit viel Stacheldraht und Alarmanlagen und es gibt Häuser mit einem offenen Garten ganz ohne Zaun. Mein Garten kann unterschiedliche Abgrenzungen haben, mal eine unüberwindliche Mauer, mal nur eine kleine Hecke. Wenn ich keine Landkarte habe, zeichne ich mir wortwörtlich eine! Manchmal nehme ich mir sogar ein Blatt und male ein Bild dazu. Es hilft mir, das kreative Denken anzuregen und Gefühle in dieser Form auszudrücken. Dann formen sich Gedanken dazu und so kann ich meinen Grenzen nachspüren, ihnen Form geben. Wie sieht die Begrenzung von meinem Grundstück aus? Ist sie hoch oder flach? Abwehrend oder einladend? Wie ist sie je nach Situation beschaffen?

Die Abgrenzung meines Grundstücks ist aber unheimlich wichtig. Im Kontakt zu anderen Menschen sehe ich hierin die Verhandlungsbasis, wo man sich befindet, mehr in meinem Raum oder mehr in Deinem? Vielleicht ein bisschen bei mir und ein bisschen bei Dir. Erst, wenn ich weiß, wo mein Rasen endet, dann werde ich mir die Mühe machen, ihn gut zu pflegen. Dann weiß ich auch, wo der Hund vom Nachbarn nicht hinpinkeln darf. Indem ich meine Wünsche und Bedürfnisse deutlich zum Ausdruck bringe, kommuniziere ich Grenzen. So gebe ich mir selbst Wert, zeige ich mir und nach außen, dass ich als Subjekt handele und mich nicht zum Objekt mache. Ich respektiere mich selbst und mache es anderen leichter, mich zu respektieren.

Wie kann ich lernen, die Abgrenzung zu meinem Grundstück neu zu gestalten? Hier ein Lattenzaun, dort eine kleine Mauer?

Der erste Schritt ist also wahrzunehmen, bewusst zu werden und kennen zu lernen. Grenzen in Bezug auf andere erlebt man meist dadurch, dass sie übertreten und verletzt werden. Grenzen in Bezug auf sich selbst sind oft Hemmnisse, wir trauen uns etwas nicht zu. Etwas blockiert uns oder eine Aufgabe fühlt sich zu schwer oder zu viel an. Eine Antwort auf die Frage: "Was möchte ich und was möchte ich nicht?" kann das verdeutlichen. Wie möchte ich behandelt werden oder eher wie nicht? Manchmal ist es auch ein dumpfes Gefühl im Bauch, etwas das der Elefant leise flüstert. Solche dumpfen Gefühle wahrzunehmen und zu verstehen, setzt voraus, dass ich mit mir selbst in einem guten Kontakt bin. Mahut und Elefant haben Vertrauen zueinander[12]. Aber auch: Was brauche ich gerade jetzt? Wie geht es mir? An einem schwierigen Tag mit Kopfschmerzen können die Grenzen ganz anders verlaufen, als an einem sonnigen und entspannten Tag. Hinter Ärger versteckt sich oft eine missachtete Grenze. Aber auch hier findet sich oft ein Sinn oder eine Botschaft in diesem Gefühl: „Die Aggression ist der Impuls, mich von anderen zu distanzieren, um so bei mir sein zu können" (Grün, 2009, S. 57)

Der zweite Schritt ist es, die erkannte Grenze zu kommunizieren, deutlich zu machen (ich vermeide bewusst das Wort "verteidigen"). Schon ganz kleine Babys können dieses,

---

[12] Wenn dieser gute Kontakt zu mir selbst nicht gegeben ist, das heißt, wenn, der Mahoud den Elefanten sehr unterdrückt und Angst vor ihm hat, viel Aggression vorherrscht, werde ich wahrscheinlich das dumpfe Gefühl auch wahrnehmen. Ich werde es nur ganz anders deuten: Ich bin auf der Flucht, weg von mir, denn das Gefühl, welches mir eine Grenze vermitteln möchte, deute ich als einen Mangel oder Fehler in mir. Tritt das öfter und sehr vehement auf, kann es ratsam sein, diese Themen mit professioneller Begleitung im Rahmen einer Therapie zu betrachten.

ohne Worte. Sie schreien und strampeln, wenn man sie in den Wagen legen will oder, wenn sie plötzlich von der falschen Person gehalten werden.

Nach ein paar Wochen brachten die Zwillinge ein neuerlerntes Wort aus dem Kindergarten mit. Das Wort war klein, aber kam mit großer Wirkung: sie hatten gelernt "STOP!" zu sagen. Und so wurde es für uns alle leichter, sie konnten leicht ihre Grenze markieren, "STOP!" und wir konnten ihnen helfen, das selbstständig zu kommunizieren und so ihre Integrität stärken.

Das Wie ist in diesem Zusammenhang ganz wichtig. Die Aufforderungen „Stop" oder „Nein" vermitteln sehr kompakt und effektiv eine Grenze, sind aber nicht sehr diplomatisch. In vielen Fällen möchte man niemanden hart abschmettern. Oft hat man auch verlernt, eigene Bedürfnisse und Grenzen wahrzunehmen. Dies geschah vielleicht aus der Angst heraus, zu egoistisch zu wirken, zu unhöflich zu klingen. Es kann also viel Mut kosten, ein Stopp zu vermitteln. Dazu mehr im nächsten Kapitel, über das Nein sagen.

Der dritte Schritt in diesem Lernprozess ist das Nachdenken und Reflektieren über Erlebnisse, in denen wir unsere Grenzen gut oder nicht gut wahrgenommen und kommuniziert haben. Wenn einem diese bereuende Stimme begegnet, kann man ihr mal zuhören. Was will sie mir sagen? Was hätte ich anders machen können? Man kommt jeden Tag ein kleines Stückchen weiter auf dem Weg aber man wird wohl nie am Ziel (das sofortige Erkennen und perfekte Umsetzen aller nötigen Grenzen) ankommen.

Über das „Nein" sagen

Jonas liebt es, die Nase hochzuziehen. Genüsslich, möglichst laut, langgezogen und am besten neben meinem Ohr. Meist zieht er erst kurz die Nase hoch, schaut prüfend auf mich, und, wenn er meine Aufmerksamkeit fängt, dann zieht er nochmal und nochmal und, wenn er kann nochmal und nochmal. Er hat dieses ärgergelüstige Funkeln eines Vierjährigen in den Augen. Automat Mama, er weiß genau, auf welche Knöpfe er drücken muß, um mich möglichst effektiv zu provozieren.

Er testet meine Grenzen, immer und immer wieder. Wie gehe ich damit um? Wie haushalte ich mit meiner Energie? Ich kann sagen, ich habe viel aus dieser Auseinandersetzung gelernt, denn: wer schreit verliert. Das macht ihm dann umso mehr Spaß, schon hat er gewonnen und er macht direkt weiter in der nächsten Runde.

Die Welt besteht zum Glück nicht nur aus Vierjährigen und zum Glück spielt er nicht ständig diese Provierzierspielchen. Aber wie kann man Nein sagen?

Es gibt viele kluge Bücher zu dem Thema, wir wollen es nur kurz und der Vollständigkeit halber behandeln.

Ein „Nein" kann schön weich und diplomatisch verpackt werden: Ein Gegenvorschlag ist eine gute Möglichkeit dazu. Nur einen Teil zu verneinen, bietet eine Alternative. Wenn man sich für z. B. eine Einladung bedankt, bevor man sie ablehnt, legt man nochmal eine Schicht Watte darum.

Das Wichtigste ist, sich zuzugestehen, dass man „Nein" sagen darf. Nachdenken und eine kurze Pause machen, bevor man antwortet, kann auch eine gute Strategie sein. „Ich melde mich morgen dazu", kann Dir z. B. genug Luft verschaffen. „Nein" und „ich brauche" sind die wichtigsten Elemente unserer Kommunikation. Es sind komischer Weise auch die Elemente, die wir als Erwachsene scheinbar oft verlernt haben. Es ist natürlich, wenn man wegen einer ablehnenden Antwort im Nachhinein Scham und Reue empfindet. In unserem Kopf sind immer die kleinen Helferchen, sie wollen nochmal und nochmal überprüfen, ob wir auch noch zu der Gruppe dazugehören, ob wir noch die Anerkennung der anderen verdienen. Das ist eine Urangst in uns, abgelehnt zu werden und nicht dazuzugehören, die bei manchen mehr, bei anderen weniger stark ausgeprägt ist.

Ein weiterer wichtiger Punkt ist, dass man sich manchmal einfach nicht traut, nein zu sagen. Vielleicht kann der folgende Gedanke Mut machen: Es hat viele Vorteile für mich, wenn ich eine klare Grenze ziehe. Dadurch mache ich mich meinen Standpunkt deutlich und verständlich. Aber gleichzeitig gehe ich ein Risiko ein und mache ich mich verletzlich und angreifbar. Ich verärgere oder enttäusche vielleicht mein Gegenüber. Ich gefalle nicht mehr, ich passe mich nicht mehr an. Wie man Nein sagt, wie man reagieren kann, hängt viel von der Tagesform ab. Ich möchte den Leitsatz wiederholen (vgl.

Selbstbild, S. 49)**: Ich nehme an, dass ich immer auf die mir bestmögliche Art und Weise reagiere.**

Bei Jonas haben wir (bei hohem Geduldspegel meinerseits) schon Nasen abgeschraubt, mit fiktiven Klebstreifen festgeklebt, damit sie sich nicht „aufrollen" vom vielen Hochziehen. Das Kitzelmonster kommt manchmal. Für ihn ist das Meiste ein Spiel und (im Idealfall) setzt die Fantasie die Grenzen. Ich wünsche mir oft, für mich selbst ein Stück dieser kindlichen Leichtigkeit auszuleihen und den Ernst und die Angst vor dem Fehlermachen fallenlassen zu können.

Es geht dabei auch oft um das Thema Verantwortung. Welche Konflikte lasse ich an mich heran? Welche Konflikte muss ich ausfechten? Lohnt es sich, diesen Streit jetzt zu führen? Bei Jonas ist eine gute Taktik, seine Aufmerksamkeit abzulenken, sich gar nicht erst auf seine Ärgeratttacken einzulassen. Das jedoch fordert einen hohen Geduldspegel und aktive und bewusste Verantwortung für mich in dieser Situation.

Verantwortung

„Ich hoffe, Paul macht Dich glücklich!" sagte Dolores zu mir, als wir uns noch trafen und ich gerade Paul kennengelernt hatte. Ich freute mich über ihren Zuspruch damals. Heute stolpere ich über diesen Satz. Er soll mich glücklich machen.

Ist er ist also dafür verantwortlich, dass ich glücklich bin? Nein! Wer frei sein will, muss Verantwortung für sich selbst

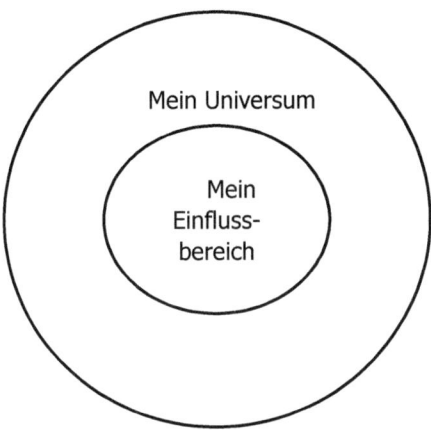

Abbildung 1: Schematische Darstellung von meinem Einflussbereich

übernehmen.

Verantwortung abzugeben und Erwartungen auf andere zu setzen ist einfach. Dann fällt es auch leicht, einen Schuldigen zu finden. Ich kann nichts dafür, wie die Welt sich dreht und auf viele Dinge in meinem Leben habe ich keinen Einfluss. Wofür ich etwas kann, was ich beeinflussen und verändern kann, ist meine Reaktion darauf, sind meine Gedanken, meine Gefühle[13]. Es wäre falsch, zu verlangen negative Gefühle

---

[13] Eine kleine Übung dazu sind die vier Fragen der Stoiker (vgl.

Was kann ich kontrollieren?, S. 69)

vollkommen abzustellen. Es ist meiner Ansicht nach wichtig, eine Opferhaltung zu vermeiden: das Baden in negativen Gefühlen, das sich Suhlen, das Klagen um des Klagens Willen. Vielleicht findet man kurzzeitig eine Form von Trost darin. Langfristig lähmt es einen und es verstärkt den Glauben, dass man zu fähig ist und nichts erreichen kann.

Frédéric Lenoir sieht als Grund für die zu geringe Übernahme eigener Verantwortung einen Mangel an Innerlichkeit und Selbstbewusstsein (Lenoir, 2012). Weiter zitiert er Gedanken von Jean-Paul Sartre, der Verantwortung und Freiheit in eine enge Verbindung stellt. Sartre sieht die Freiheit als einen Sinngeber im Leben. Er betont aber auch, dass uns die Verantwortung (und bis in letzter Konsequenz, die Verantwortung für uns selbst) Angst macht. Es ist eine schwere Last, das wir auf unseren Schultern tragen.

Wenn wir uns mit dieser Angst befassen, lernen wir, wie klein und gleichzeitig wie groß wir wirklich sind.

Wenn ich Verantwortung übernehme und meine Bedürfnisse äußere, mache ich mich verletzlich. Brenée Brown ermutigt uns sehr dazu, denn mit dem Willen, die eigene Verletzlichkeit anzunehmen findet man ihrer Meinung nach Wertigkeit in sich selbst und verlässt so das Handeln aus Mangel und Knappheit heraus ((Brown, 2012, S. 30), mehr dazu in Verletzlichkeit, S. 111 und Akzeptanz S. 115).

Wie können wir Verantwortung für uns selbst übernehmen? Verantwortung übernehmen, heißt für sich selbst einzustehen, das Ruder in die Hand zu nehmen. Sich ans Steuer zu setzen.

„Es ist an uns, die Talente, die uns gegeben sind, zu entwickeln, einen Fehler auszubügeln, angemessen auf Ereignisse zu reagieren." (Lenoir, 2012) Eine kurze Auszeit kann helfen, den Autopiloten zu unterbrechen und so aus dem Strudel herauszukommen.

Verantwortung für mich selbst übernehmen heißt, mich wertvoll zu behandeln und mir selbst Platz und Priorität zu geben. Es ist also notwendig, dass ich deutlich kommuniziere, was ich will und brauche. Die anderen Menschen um mich herum können nicht riechen, dass ich Hunger habe oder dringend einen Kaffee brauche. Ich bin schließlich kein Baby mehr. Verantwortung heißt nicht, alles tragen zu müssen, alles perfekt machen zu müssen. Ein kleines „Stop!" kann schon ausreichen. Eine schöne Umschreibung dafür habe ich in Julia Wadhawans Feature über die stoische Philosophie gehört (JuliaWadhawan, 2020): Aus dem Englischen **Responsability**: wird **Response + Ability**. Also die Fähigkeit gut zu antworten, zu reagieren.

Was brauchen wir dazu? Aufmerksamkeit. Und etwas Übung und Training. Es wird nicht immer sofort klappen. Aber dann doch immer öfter.

Es war ein Samstagvormittag und schönes Wetter. Die Kinder kletterten die Wände hoch, stritten, waren unausstehlich. Wir überlegten, einen Ausflug zu machen. Ich war unentschlossen, fühlte mich zerknautscht und wollte eigentlich nicht so recht, vielleicht doch. Vielleicht nicht. Aber, wie die Kinder beschäftigen? Ich ließ mich überreden. Also doch. Wir packten zusammen. Mir war alles Zuviel. Das ging jetzt nicht anders. Als wir alle im Auto saßen, war das Fass übergelaufen. Katrin sang laut „tröt tröt" - Lieder für ihren Elefanten, Emil schrie und brüllte, weil er nicht hinten sitzen wollte und Jonas philosophierte über die Farbe von Rettungsbooten. Im Radio dudelte ein Werbelied. Und dann fiel es mir ein! Wir hatten versprochen, einen schönen Kuchen zu backen. Zum Kaffee wollten ja die Großeltern kommen. Oh nein! Sie halfen uns immer so viel und wir wollten endlich mal „danke" sagen und hatten sie deshalb zum feinen Nachmittagskaffee eingeladen. Paul hatte auch nicht mehr daran gedacht. "Dann kaufen wir halt was bei der Bäckerei!", war seine pragmatische Lösung. Aber nein, das ging doch nicht. Ich wurde nervös, gestresst ... ich platzte. "Ich würde am liebsten wieder umdrehen!" sagte ich zu Paul. "Ja, sollen wir das machen? " fragte er genervt. Katrin sang lauter das „tröt tröt tröt"-Lied für ihren Elefanten. Ich bat sie, ruhig zu sein. Sie hatte dieses Blitzen in den Augen und sang noch lauter. Paul bog von der Straße ab, suchte einen Parkplatz. Er fand keinen, fauchte Katrin an. Ein Bus kam uns entgegen. Die Stimmung im Auto war sehr explosiv. Paul schob sich in eine Parklücke. Ich wollte keine Eskalation, nicht in diese Spirale aus Klagen abrutschen, wo ich klein wurde, mich hilflos und schwach fühlte. Ich bat ihn, den Motor abzustellen. Er tat es wortlos, Katrin, Jonas und Emil wurden abrupt ruhig. Was geschah denn jetzt?

"Ich würde am liebsten heimfahren.", sagte ich wieder, "Was machen wir mit dem Kuchen?". Paul gab auch zu, das vergessen zu haben und das beruhigte mich ein bisschen. Wir *sprachen verschiedene Möglichkeiten für die Gestaltung des Tages durch, riefen die Großeltern an und erzählten, dass wir unsere Verabredung vergessen hatten. "Wir wollten euch eh anrufen, wir können nicht kommen. Opa hat einen blöden Husten bekommen.", war die direkte Antwort. Sie schlugen vor, die Verabredung zu verschieben.*

Gut. Wir waren alle erleichtert. Und jetzt? Die beste Option schien dann doch der Ausflug. Er wurde ganz passabel. Nicht mit Goldkante. Aber es hatte geholfen, anzuhalten, eine Auszeit zu nehmen, wie im Sport. Den Autopiloten zu unterbrechen.

Verantwortung für sich selbst zu übernehmen, heißt, wie in der gerade geschilderten Episode, Abstriche zu machen, die Situation den aktuellen Bedürfnissen anzupassen. Ein kurzer Blick auf den Kontostand, wie geht es mir? Brauche ich vielleicht eine Pause? Wie schon erwähnt, zelebriert Paul dazu immer ein Ritual und darum geht es im nächsten Abschnitt.

Pause machen

Wie sehr kann ich mich über Paul ärgern! Wir kommen vom Einkaufen nach Hause, die Küche steht voll mit den schweren Einkaufstüten. Ich möchte sie gleich ausräumen. Er muss zuerst Pause machen. Nur kurz. Ein besonderes Glas aussuchen, mit Eis füllen und dann kalte Cola eingießen. Das Glas feierlich ins Wohnzimmer tragen und sich an den Tisch oder ins Sofa setzen. Er sitzt meist nicht lange dort, fünf Minuten vielleicht. BEVOR er die Einkaufstüten anguckt oder den Abwasch oder worum es gerade geht. Schon oft haben wir uns deswegen in die Haare gekriegt. Er will seine Pause und sein Colaritual, ich will, GLEICH und SOFORT mit der Arbeit weitermachen. Wer hat Recht oder den besseren Weg gewählt? Ich muss leider sagen: Er. In den fünf Minuten werden die Tiefkühlwaren nicht schmelzen und die Milch wird auch nicht schlecht. Die schmutzigen Teller fangen nicht an zu tanzen, zu singen oder gar wegzulaufen.

Jemand mag sagen, in der Welt da draußen gelten diese komischen Gesetze. In meinem Kopf gelten andere. Die Welt geht unter, wenn nicht alles sofort direkt gemacht wird. Meine Taktik ist, alles erledigen, dann Pause machen. Nur leider gibt es einen Haken: ich werde nicht so leicht fertig. Die Todo-Liste wächst unaufhaltsam weiter. Wenn ich mit den Einkaufstüten durch bin, wird es vielleicht Zeit, die Wäsche in die Waschmaschine zu tun, Essen zu machen, Emil braucht eine neue Windel, Jonas zieht Katrin an den Haaren und so weiter. Aber ich erwarte von mir, dass alles abgearbeitet und erledigt wird. Ich kann nicht stillsitzen, wenn da vielleicht die Tiefkühlwaren schmelzen. "Warum denn jetzt Pause machen? Schnell, schnell, auf Zack, los geht's! Jetzt mach schon!", ruft eine Stimme in meinem Kopf. Diese Stimme ist sehr laut und so fällt es mir schwer, ihn in Ruhe sein Colaritual zelebrieren zu lassen. Ich möchte ihn antreiben, mitziehen. Es soll nach der Stimme in meinem Kopf gehen, einfach, um sie zum Schweigen zu bringen.

Und insgeheim weiß ich, dass mich das Colaritual so sehr ärgert, weil ich es auch gerne könnte: mich einfach ins Sofa setzen, erst mal zur Ruhe kommen, nicht gleich weiterhetzten.

Es ärgert mich doppelt, weil ich mir schon oft eingestehen musste, dass er Recht hat.

Mir gefällt das Bild von Sisyphos aus der altgriechischen Mythologie, der als Strafe jeden Tag einen schweren Stein den Berg hochrollen musste und in diesem Zusammenhang Camus' Auslegung dazu. Wenn Sisyphos oben auf dem Berg angekommen ist, kann er zufrieden sein und die Aussicht genießen, pfeifend den Berg wieder heruntergehen. Jetzt ist seine Arbeit getan und bis zum nächsten Morgen muss er keinen Stein mehr rollen (Der Mythos des Sisyphos, 2020).

Jetzt muss ich mir aber die ehrliche Frage stellen: Erlaube ich es mir, die Aussicht zu genießen und pfeifend den Berg hinunterzugehen, mich vielleicht noch kurz auf eine Bank zu setzen? "Nein", ruft die schrille Stimme. "Das geht doch nicht! Was wird denn dann aus der Wäsche und den Tiefkühlwaren? Was sollen die Kinder essen?" - "Aber in 5 Minuten kann ich noch immer damit anfangen.", argumentiere ich mit mir. Und so geht der Streit in meinem Kopf noch eine Weile weiter.

Ich trete einen Schritt zurück. Ich stelle mir vor, dass ich eine Kellnerin bin, ständig muss ich neue Essen an die Tische bringen. Sobald ein Essen weggebracht ist, steht das nächste in der Durchreiche. Dann stehen da plötzlich zwei Essen und so renne ich und renne. Wie ein Hamster im Hamsterrad. Ich werde ganz außer Atem und erschöpft. Ich zwinge mich durchzuhalten, weiterzumachen, "nur noch ein bisschen..."
Möchte ich das? Nein.

Aber, was wäre, wenn ich anfange Pausen zu machen, was wäre das schlimmste? Die Arbeit staut und stapelt sich, wird zu einer riesengroßen Meereswelle, wächst weiter zu einem Tsunami und begräbt tosend den ganzen nächsten Tag unter sich, wenn sie bricht. Aber ich will doch nicht komplett aufhören, Aufgaben zu erledigen, ich möchte nicht auf dem Sofa Wurzeln schlagen. Ich möchte kurze Pausen machen. Was wäre das Schlimmste, das passieren könnte? Einige Sachen bleiben liegen. Ich schaffe nicht alles, was zu tun ist. Ehrlich gesagt, schaffe ich das sonst auch nicht. Ganz so tragisch, wie die Stimme es mir vorgaukeln möchte ist es nicht, irgendwas bleibt doch immer liegen und Hausarbeit läuft nicht weg.

Ich entscheide mich, kleine Pausen zu machen, mir ein eigenes Colaritual zu erarbeiten. Ich merke, dass, das sehr viel Arbeit werden wird. Diese Gewohnheit sitzt tief. Höher schneller weiter! Effektiv sein, perfekt sein.

Ich nehme mir vor, ein bisschen wie Sisyphos zu sein, die Aussicht zu genießen und erstmal innehalten. Ich ziehe Bilanz und mache mir bewusst, was ich erreicht habe, auch die kleinen Schritte. Dabei hat mir die Steinchenübung (vgl Steinchen in der Hosentasche, s. 153) sehr geholfen, ich kann aber   auch   „

Sissifos genießt die Aussicht" (S. 164) empfehlen: Was habe ich eigentlich gerade getan? Was habe ich schon geschafft? Was habe ich erreicht? Worüber habe ich mich gefreut? Ist es klar heute, sieht man durch das ganze Tal?

In der Ruhe liegt die Kraft! Ich bin es mir wert, eine Pause zu machen. Ich gönne es mir. Auch wenn die Arbeit leider nicht wegläuft, die Zeit muss sein und gibt mir viel Kraft. Aber, es war und ist nach wie vor ein tiefsitzender Glaubenssatz bei mir und ich muss mich immer wieder an das „Pause machen!" erinnern und mir dazu die Erlaubnis geben.

Ich habe mich oft gefragt, wo dieser Druck herkommt. Habe ich Angst, dass ich alles nicht geschafft bekomme? Oder dass es wie ein Fehler wird, wenn nicht alles perfekt ist?

Über die Angst, Fehler zu machen

Ich hatte diese Präsentation fertig zu machen. Sie wollte nicht fertig werden und ich war nicht zufrieden. Ganz viele Kleinigkeiten fühlten sich nicht richtig an: Ich fand die Farben im zweiten, dritten, vierten und fünften Diagramm passten einfach nicht zusammen, die Formulierungen waren immer noch nicht griffig genug. So änderte ich wieder alles. Und dann nochmal und nochmal. Ich bat Paul, drüber zu lesen, er stöhnte, auf „schon wieder?! Das ist wohl schon das fünfte Mal oder?" Er überredete mich schließlich, mich mit der aktuellen, gerade von ihm gelesenen Version zufrieden zu geben. Es würde eh niemanden interessieren, ob die Balken im Diagramm hell-dunkelblau oder dunkel-hellblau wären morgen, behauptete er.

Oft, wenn wir alles ganz genau richtig machen wollen, ganz super genau richtig, laufen wir in eine Falle. Wir schließen uns ein, in der Angst, Fehler zu machen, nicht gut genug zu sein, nicht hart genug gearbeitet zu haben. Wir wollen die Besten sein, gelobt werden, glänzen und strahlen. Es darf nirgendwo ein kleiner Irrtum hervorscheinen, ein Körnchen Staub auf dem Boden liegen oder ein Sprung im Kuchenguss sein. Warum ist das so? Warum gibt es kein „Gut genug"? Exzellent und sehr gut, sehr hart gearbeitet. Ein Fehler? Ja, das mag geschehen sein. Entschuldigung, ich habe etwas Neues gelernt.

Bei mir steckt oft die Angst dahinter. Ein kleines Mädchen, das nicht gelobt und gesehen wird. Sie macht nicht nur etwas Falsch, sondern sie fühlt sich dann auch falsch. Wie bewerten die mich? Was denken die über mich?

Und Paul sollte recht behalten damit. Ich hielt am nächsten Tag diese Präsentation für den Chef und den Chef vom Chef. Diese große Bühne war der Grund für meine Nervosität. Ich hatte das Gefühl, sie hörten mit halbem Ohr zu, schielten nur ganz kurz auf die Diagramme und unterbrachen mich und fragten einfach nach meiner Schlussfolgerung als Zusammenfassung. Hätte man mich nachts um 3 Uhr geweckt, hätte ich die Schlußversion, so wie die letzte und die vorletzte von dieser Zusammenfassung auswendig runterbeten können.

Und wie ging ich damit um? Nun, ich versuchte mich wie meine beste Freundin zu behandeln. Das ist ein langer Lernweg. Es dauert, bis alte Gewohnheiten mit neuen durch neue ersetzt sind und sich eine andere Art der Beziehung festigt. Ich klopfte mir auf die Schulter, weil ich nun die

Präsentation endlich hinter mich gebracht hatte und die Anspannung vorüber war. Fertig. Abgehakt. Ich ärgerte mich auch ein bisschen, dass ich so viel Zeit damit verplempert hatte. Der Mahut steckt dem Elefanten ein paar Erdnüsse zu.

Was hätte ich anders machen können? 80 % eines Arbeitsvorgangs oder eines Projektes dauern 20 % der Zeit und die anderen 20 % brauchen 80% der Zeit laut dem Pareto-Prinzip (Paretoprinzip, 2020).   Aber damit wäre ich nicht zufrieden gewesen.

Ich habe einen neuen Trick: ich versuche mir vorher vorzustellen, welche Erwartungen die Empfänger oder Besteller haben. Der Chef vom Chef hat meist wenig Zeit und will schnelle Informationen, kompakt und würfelförmig abgepackt. Der Chef will ein gutes Bild abgeben und so sind das Visuelle, Farbwahl und Testsatz wichtig, aber nicht ausschlaggebend.

Mir ist auch aufgefallen, dass ich mich oft mit anderen vergleiche. Die Powerpointbilder der Marketingkollegen sind immer herausgeputzt und fancy. Wie aus dem Werbekatalog ausgeschnitten. Ich jedoch bin keine Grafikerin!

Es hilft mir sehr, Paul, Louise oder eine andere Vertrauensperson um Hilfe zu bitten, wenn ich festsitze. Die liebevolle und frische Sichtweise holt mich oft auf den Boden zurück. Ich finde es schwieriger, Kollegen um Hilfe zu bitten. Eigentlich wäre es schön, wenn man einfach zu Martina oder Christiane sagen könnte, „He könnt ihr mir mal helfen?". Eigentlich sitzen wir doch im gleichen Boot und rudern gemeinsam auf das gleiche Ziel zu. Aber so vertraut sind wir nicht. Da ist die Angst, das Gesicht zu verlieren.

Die wichtigste Erkenntnis war für mich aber die Angst die treibende Kraft war! Die Angst etwas falsch zu machen. Die Angst, mich falsch zu fühlen. „So ein Blödsinn!" kann ich heute zu mir selbst, meiner besten Freundin sagen. Und der Mahut gibt dem Elefanten ein paar Bananen.

Wie treffe ich wertvolle Entscheidungen?

Wie treffe ich wertvolle Entscheidungen? Wir hören so oft die bösen E-Wörter (Effizient und Effektivität) und im gleichen Atemzug die Entschuldigung, "Nein, ich habe dafür keine Zeit!". Wir haben viele Ziele (lies, "ich sollte, ich sollte, ich müsste, ich müsste ") und Todo-Listen, in die wir uns einwickeln können.

Ich möchte auf den Vertrag mit mir selbst zurückkommen, den ich mit mir selbst abschließe und bei Bedarf neu verhandele. Dies soll verhindern, dass ich mich selbst vor mir her peitsche oder meine eigenen Bedürfnisse komplett vergessen. Ganz schnell kommt die Frage auf, was am wichtigsten ist, was mich weiterbringt. Aber auch, was mich erfüllt, was mich meinen Zielen, Wünschen und Träumen näherbringt. Verstehe mich nicht falsch, nicht alles ist ein Wunschkonzert und das Leben ist kein rosaroter Ponyhof. Also

Bad putzen ist Bad putzen, zum Beispiel, und diese alltäglichen Dinge müssen einfach erledigt werden.

Wertvolle Entscheidungen treffen, heißt für mich zum einen mich an meinen Werten zu orientieren und sie als Kompass für die Entscheidung zu nehmen. Zum anderen aber, meinen Wert nicht zu vergessen, für mich und meine Bedürfnisse einzustehen. Also mit anderen Worten bedeutet das, meine Grenzen zu bewahren und dafür einzutreten.

Nehmen wir mal an, wir hätten das Ziel auf eine Mauer zu steigen und dafür eine Leiter hochzuklettern. Effektiv wie wir sind, nehmen wir uns die erste Leiter und sprinten hoch, so schnell wir können. Es war sogar noch schneller als der letzte Rekord, fantastisch! Und dann stehen wir oben und merken: "Mist! Das war die falsche Mauer! Wir wollten doch auf eine ganz andere Mauer." Also wieder Leiter runter, Leiter zu einer anderen Mauer tragen, hochklettern. Aber, wieder haben wir die falsche Mauer erwischt. Es wäre doch viel besser, zuerst die Mauer genau anzugucken und zu untersuchen, ob es die richtige Mauer ist, bevor wir überhaupt die Leiter anlehnen. Und wenn die richtige Mauer gefunden ist, zuerst die Fragen beantworten: Passt diese Mauer zu mir? Habe ich genug Kraft, um da hoch zu klettern? Ist es wirklich mein Wunsch, dort hochzuklettern?

Ich Anhang findest du einige Werkzeuge dazu (vgl. Entscheidungen treffen, s. 166).

Wenn ein Tag nicht so gut läuft

Der Tag wurde zu früh geweckt. Er wurde geweckt, als Jonas (damals 3) um 5 Uhr aufwachte und schreiend nach einer neuen Windel verlangte, seine sei schmutzig. Es ist wirklich Zeit, die Windel nachts wegzunehmen, denke ich, während ich diesen Text schreibe. Wir sind ja dabei. Paul wickelte ihn. Aber Jonas wollte nicht wieder einschlafen, redete und philosophierte, ob Feuerwehrautos auch Waldbeerjoghurt essen. Davon wurde unser Klabautermann Klein Emil (damals 1) wach. Er stand auf, und tapste über das große Familienbett zum Lichtschalter, drückte drauf - Licht an, klatschte begeistert in die Hände -- drückte drauf, Licht aus. Licht an -- aus -- an - - aus. Emil jauchzte vor Freude... an weiteren Schlaf war nicht zu denken. Dieser Tag begann wirklich unter schlechten Vorzeichen und hielt viele potenzielle Gelegenheiten für Streit und schlechte Laune bereit. Alle waren müde und knatschig. Es war zum Glück ein Samstag ohne Arbeit und ohne feste Termine. Es war zu unserem großen Pech ein Samstag ohne Kindergarten und andere Strukturen oder Entlastungen.

Am späteren Vormittag gegen 10 ging ich mit Emil spazieren, um die Lage zu entspannen. Ich hatte keine Lust auf diesen Tag. Ich wollte nicht. Alles war doof und blöd, alles war gemein. Warum konnte man nicht einfach mal auf eine „Kinder-Pause-Taste" drücken?!

Was mache ich aus diesem Tag? Was kann mir jetzt Freude geben? Was würde mir Spaß machen? Was würde ich tun, wenn in mir nicht so viel Unruhe und innerer Druck wäre? Wie kann ich diesen Tag oder diesen Moment als wertvoll gestalten? Wie kann ich wertvoll werden? Mach mal Pause! Was gibt mir Kraft? Es ist ein immer neues Einstellen und Justieren. Ein Üben, ein Wiederholen, ein Sich-Erinnern.

Toll! Ich habe das schon geschafft, ich habe viel erreicht! Ich kann die gewohnten Gedankenschlangen unterbrechen, und den Autopiloten abschalten. Ich finde die Aufmerksamkeit, mir Fragen zu stellen, mich zum Nachdenken zu bringen. Ich kann handeln, gestalten, Einfluss nehmen. Ich bin nicht mehr in der passiven Gewohnheit gefangen! Das gelingt mir nicht immer, aber es ist mein Ziel.

Aber nun konkret: Wie kann ich den Tag wertvoll machen, wenn er mit so schlechten Vorzeichen anfängt? Als erstes finde ich es wichtig, sich Zeit zum Klagen und Lamentieren zu nehmen. Sich selbst aufs Sofa zu setzen und sich einen warmen Kakao zu machen. Wie geht das mit drei lärmenden Kindern? Nun, „schnurzpiepegal" heute, sie dürfen was gucken und ich habe etwas Ruhe. Paul habe ich ins Bett geschickt, mit dem war wirklich nichts anzufangen. Was für ein blöder Tag! Also, ich gieße mir einen heißen Kakao ein und höre mir zu! Was für ein blöder Tag! Ja was für ein blöder Tag!

Nachdem ich den Kakao ausgetrunken habe, habe ich auch genug geklagt. Wie kann dieser Tag, wie kann dieser Moment, Jetzt, wertvoll werden? Nachdem ich die schlechten Gefühle, das Selbstmitleid und alles, abgearbeitet habe, kann ich plötzlich meinen Blick auf anderes richten. Es kostet mich ein paar aktive Entscheidungen. Samstag wäre Putztag, fällt mir ein. Ja, diesen Vertrag mit mir selbst, da reden wir später drüber, der Samstag ist noch lang. Es ist schönes Wetter, noch etwas frisch im April. Ich nehme die Kinder mit raus. Sie dürfen im Kreis Fahrrad fahren und im Sand spielen. Ich sitze mit einer Tasse Tee daneben und denke nach.

Was würde mir Freude schenken? Was kann ich tun, was mir Spaß macht? Was würde ich tun, wenn es keine Begrenzungen und Vernunftschranken gäbe? Eis essen! ruft es in meinem Kopf! Fahrrad fahren! Blumen pflücken!

Es hilft nichts. Die Kinder sind müde und knatschig. Den Plan, mit den Fahrrädern zum Eiscafé zu fahren, lassen wir lieber. Sie fallen nur hin, tun sich weh und schreien dann. Ich merke, wie der Ärger zurückkommt.

Wir gehen wieder rein, „Zombie" Paul kommt angeschlurft. Ich möchte ihm alles Mögliche an den Kopf schleudern. Über Putzlisten und Müdigkeit, über müde Putzlisten und andere „Keiten". "Komm", sage ich zum Glück nur, "lass uns den Tag nochmal neu anfangen!" Das tun wir. Ich glaube, insgesamt noch drei oder viermal. Wir haben die Hälfte der Putzliste geschafft. Kein Kind hat sich gestoßen oder ein anderes gehauen. Eis haben wir keins gekauft. Die Kinder haben zu viel ferngesehen. Das wichtigste ist: Wir sind trotzdem gut durch den Tag gekommen, mit vielen Anläufen und Ideen. Aber, der Tag war trotzdem wertvoll. Ja, das war er im Nachhinein gesehen. So oft, wie wir ihn neu angefangen haben. Oder vielleicht ist es nur die Erinnerung an Emil, der glücklich wie ein Schneekönig auf den Lichtschalter drückt. Den Rest vergisst man dann schnell.

Welche Tipps kann ich Dir für einen solchen Tag geben?

1) Nimm Dir Zeit zum Klagen, nimm Dir Zeit, Dir zuzuhören. Mach Dir selbst eine Tasse warmen Kakao, wie Du es für Deine beste Freundin tun würdest, setz Dich ins Sofa und höre Dir zu. Und eben auf die Art, wie es unter den gegebenen Umständen machbar ist. Nimm den Fernseher zur Hilfe. Mach kurz die Augen zu. Was gerade passt.

2) Stelle Dir Fragen und denke nach. Was würde Dir Spaß machen und Freude schenken? Was könntest Du tun, um aktiv zu gestalten?

3) Geh in Gedanken die Verträge und Abkommen mit Dir selbst durch. Was ist das Wichtigste? Was kann man streichen oder neu verhandeln?

4) Was ist in einem Jahr oder in zehn Jahren noch wichtig oder an was wirst Du Dich erinnern? (vgl. „Wie sehe ich das in 10 Jahren?", S. 166). Ich werde mich mit Sicherheit an Emil und den Lichtschalter erinnern.

5) Wenn Dein Partner oder (ältere) Kinder im Spiel sind, schlage vor, den Tag neu anzufangen.

Bei uns ist das eine Art Ritual geworden, verhunzte Tage nochmal neu anzufangen, und dann wieder neu anzufangen. Dieser Kniff hat gerade dem Perfektionisten in mir sehr viel Wind aus den Segeln genommen und mir geholfen, etwas relaxter an solches Chaos heranzugehen. Die konkreten Fragen, was ich brauche und wie es mir geht, sind nicht nur ein Blick auf meinen Kontostand, sondern auch ein erster Blick in mich hinein. Sie sind eine Gesprächseinladung an mich selbst. Im nächsten Teil soll es konkret darum gehen, wie ich den Blick nach innen richten kann und mich selbst besser wahrnehmen.

Teil 3:

Der Blick nach innen

Wie kann ich die Beziehung zu mir selbst wertvoll gestalten? Wie können sich Mahut und Elefant vertrauensvoller begegnen?

Wie kann ich die Beziehung zu mir selbst wertvoll gestalten? Ich möchte mich selbst wohlwollend behandeln, die Kinderbrille aufsetzen. Was bedeutet das? Ich stelle die These auf, dass ich alles, was ich tue nach bestem Wissen und Gewissen tue. Dass ich in jeder Situation und zu jedem gegeben Zeitpunkt nach den mir besten Möglichkeiten handle. Es ist leicht zu sagen, „Ach hätte ich bloß!" Wenn man in der Rückschau andere Informationen zur Verfügung hat. Es ist leicht zu sagen „Ach hätte ich bloß!", wenn man in dem betreffenden Moment sehr unter Druck stand (Zeit, emotionaler Druck, Arbeitsdruck ...), nicht entspannt und ausgeschlafen war, und alle Geduld- und Resilienztanks schon fast leer waren.

Es ist doch einfach, das zu sagen und es auf geduldiges Papier zu schreiben, wirst Du vielleicht einwenden. Vielleicht denkst Du auch, dass Du Dich ja meistens leiden kannst. Wenn aber diese oder jene Seite zum Vorschein kommt, dann magst Du Dich gar nicht. Gehen wir also ein paar Schritte zurück.

Stell Dir ein Objekt vor, sagen wir eine Teetasse. Meine Teetasse ist groß, weiß und mit einem blauen Elefanten drauf. Mir gefällt sie. Jemand anders wird sie vielleicht unförmig und klobig finden, kitschig wegen dem Elefanten oder gar hässlich. Die Teetasse ist nach wie vor die gleiche. Die Art, wie wir etwas betrachten, wie wir über etwas denken, verändert nicht das Objekt selbst sondern färbt „nur" unsere Auffassung und unseren Zugang zu einem Objekt oder zu uns selbst.

Das gleiche Prinzip gilt auch für unsere innere Landschaft. Wer sind wir und wie können wir damit umgehen, dass wir so sind wie wir sind? Gibt es Mittel und Wege uns selbst und das, was in uns ist, neu betrachten zu lernen? Können wir uns anders wahrnehmen lernen, so dass wir mehr Frieden mit uns und Harmonie in uns finden?

Im folgenden Teil betrachten wir zuerst unsere Gefühle, auch im Zusammenhang mit der eigenen Biografie. Am Ende gehen wir der Frage nach, wie wir uns selbst mehr auf Augenhöhe begegnen und mit uns selbst eine gleichberechtigte Partnerschaft führen können.

Unsere Biografie

Unsere Biografie ist sehr ausschlaggebend für unser Denken, Handeln um Fühlen im Hier und Jetzt. Wir sind die Summe unserer Erfahrungen wie man so schön sagt. Ich möchte unsere Erlebnisse und Prägungen mit einem Rucksack vergleichen: Wir tragen ihn mit uns herum und können ihn nicht absetzen. Für manche Menschen hat der Inhalt mehr Gewicht, für andere weniger. Einer trägt einen Schulranzen, ein anderer einen großen Treckingrucksack.

Brené Brown zieht die Schlussfolgerung (Brown, 2012, S. 226), dass vor allem Schamerlebnisse aus unserer Kindheit sehr prägend für unser Gefühl für uns selbst sind. Sie beeinflussen und verändern, wie wir über uns denken und wie wir uns selbst bewerten.

Wir können den Rucksack nicht absetzen und ausleeren, aber wir können ihn kritisch betrachten und entscheiden, wie wir mit ihm und seinem Inhalt umgehen. Die Vergangenheit und unsere Erlebnisse mögen uns geprägt haben, aber wir sind ihnen nicht ausgeliefert. Sie steuern uns nicht. Denn wir sind keine Maschine, in der immer ein und dasselbe Programm abläuft. Das Hier und jetzt können wir gestalten und verändern. Es kostet Mut und Kraft, sich zu verändern und es ist gleichzeitig ein Lernprozess. Es wird nicht immer sofort klappen. Mir persönlich hat das Konzept des inneren Kindes sehr geholfen, mehr Verständnis für mich und einige ziemlich unerklärliche Reaktionen zu finden. Je mehr es uns gelingt, uns aus Identifikationen mit Vergangenem und alten Mustern lösen, desto freier werden wir sein.

Das innere Kind

Der Begriff „das Innere Kind" wurde maßgeblich von John Bradshaw geprägt: Er umfasst im Gehirn gespeicherte Gefühle, Erfahrungen und Erinnerungen aus der eigenen Kindheit. Marta Cullberg Weston stellt fest, dass es eigentlich falsch ist „von dem [einen] inneren Kind" zu reden: Wir haben verschiedene innere Kinder in uns, für verschiedene Alter" ((Weston, 2009, s. 14). Weiter vergleicht sie die Gefühle und Reaktionen des inneren Kindes mit einem Computerprogramm, das früh installiert wurde und dann steuert, wie mit Informationen umgegangen wird (Weston, 2009, S. 17). Diese Gefühle und Reaktionsmuster beeinflussen unser Handeln entscheidend. Automatismen können auftreten, wir handeln nicht bewusst. Es geschieht einfach und vielleicht fragen wir uns später beim Reflektieren, warum es in dieser Weise passiert. „Wir haben die Gefühle des Erlebten noch in uns, manchmal, ohne dass sie mit konkreten Erinnerungen verbunden sind. Wenn wir mit diesen Gefühlen isoliert reagieren, sprechen wir davon, dass hier das innere Kind agiert hat. ... Immer, wenn unser Gefühl (Angst, Enttäuschung, Wut) als Reaktion heftiger ausfällt, als es angemessen erscheint, ist ein Inneres Kind im Spiel, eine alte Verletzung, die noch nicht geheilt ist.", stellt Angelika Rohwetter fest (Rowetter, 2015, ss. 34-35)

Hierzu gehören sehr intensive Gefühle wie: unbändige Freude, Neugier, tiefgehender Schmerz, Verlassensein, Angst und Wut. Erika Chopich und Margaret Paul (Erika Chopich, Margaret Paul, 2005, S. 20) stellen fest, dass das innere Kind alles berührt, was mit Sein, Fühlen und Erleben zu tun hat. So kann man dem Inneren Kind spezielle Hirnareale zuordnen.

Es soll hier weniger um die Aussöhnung mit dem inneren Kind gehen[14]. Dieses Konzept spielt eine wichtige Rolle in vielen psychotherapeutischen Methoden, wie z. B. in der Transaktionsanalyse nach Eric Berne, in der Systemische Therapie oder im Persönlichkeitsmodel des inneren Teams, dem wir uns später noch zuwenden werden (vgl. Das innere Team oder wie werden innere Kritiker zu Ratgebern, S. 137). Das Wahrnehmen dieser Gefühle ist die Voraussetzung, um ein

---

[14] Diese kann wichtig sein, wenn prägende und dramatische negative Erlebnisse wie Scheidung der Eltern, Tod eines Elternteils oder ähnliches vorliegen. Dazu empfehle ich z. B. „Auf der Suche nach dem inneren Kind: Wege zu mehr Selbstachtung" von Marta Cullberg Weston (isbn 3407859325) oder „Das Kind in dir muss Heimat finden: Der Schlüssel zur Lösung (fast) aller Probleme" von Stefanie zu lesen.

erwachsenes und selbstbestimmtes Ich ausprägen zu können. Für eine harmonische und lebendige Beziehung zwischen Mahut und Elefant, ist es wichtig, alle diese Facetten in uns anzunehmen und ihnen Platz zu gewähren. Es geht darum, ein Gleichgewicht zu finden und immer wieder auszutarieren. Ich darf meine vielen Seiten nicht in ein luftdichtes Schraubglas sperren. Ich darf meinen Gefühlen und Reaktionen auch nicht zu lange die Kontrolle und die Führung überlassen.

Mir hilft es sehr, dieses Erklärungsmodell zu kennen und es als Begriff parat zu haben. Wenn ich reflektiere, kann ich so den Dingen einen Namen geben, gewisse Muster erkennen und diesen Erklärungen leichter zuordnen. Es hilft mir, alten Phänomenen die Maske abzunehmen, indem ich sie in den Kontext der Erlebnisse stelle und sie dann liebevoll aus heutiger Sicht bewerte: „Ach, du bist die Angst, nicht dazuzugehören. Ich kenne dich von damals aus der Schule." Es hilft mir zu lernen, aus Automatismen auszubrechen und ins aktive Gestalten zu kommen, mich sozusagen ans Steuer zu setzen.

Auf diese Weise hilft mir das Konzept des inneren Kindes, Verhaltensweisen und Reaktionen zu erklären. So kann ich Abstand gewinnen und mir mit mehr Freundlichkeit begegnen. Diese Haltung umschreibt auch der Begriff Mitgefühl, dem wir uns jetzt zuwenden.

Mitgefühl mit mir selbst

Emil, damals klapp 1.5 Jahre, kletterte seit neustem aus seinem Stühlchen raus und schaffte es, auf den Tisch zu kommen. So viele spannende Sachen gab es da auf dem Tisch, der gerade zum Abendessen gedeckt war: Vor allem eines lockte ihn, der Käse! Viele Hochstühle haben Gurte, Emils hatte auch welche. An diesem Tag hatte er es zum ersten Mal geschafft, sich aus den Gurten herauszuwinden. Leider sah ich es zu spät. Ich sah ihn nur fallen und sich den Kopf anschlagen. In diesem Moment war mir, als seien seine Gefühle in mich hineinkopiert: mir war, als fühlte ich physisch seinen Schmerz und seinen Schreck. Es war dann doch nichts Schlimmes passiert. Wir kamen beide mit einem Schrecken davon. Ich kann mich auch jetzt noch an diese starke Empfindung erinnern. Ich fühlte mit ihm.

Was ich da erlebt hatte, war Mitgefühl in seiner reinsten Form. Es braucht Offenheit und Empathie, Platz oder Bereitschaft in mir, Emils Schmerz und Schreck wahrzunehmen. Mitgefühl wird definiert als „Anteilnehmendes Fühlen (Empfinden) mit der Situation eines anderen Individuums." Es durchfuhr mich schlagartig, es traf mich wie ein Blitz.

Den meisten Menschen wird die goldene Regel ein Begriff sein: "Behandle andere so, wie Du selbst behandelt werden möchtest", die sich, ähnlich formuliert, im Christentum und in vielen Religionen findet und gerne mit Kants kategorischem Imperativ verwechselt wird: „Handle nach der Maxime, die sich selbst zugleich zum allgemeinen Gesetze machen kann." (vgl. (Wikipedia, 2020)). Ich möchte die goldene Regel hier umformulieren: Behandele Dich selbst so, wie Du von anderen behandelt werden möchtest. Dies ist auch die grundlegende Definition für Selbstmitgefühl nach Neff und Germer in ihrem Buch: *„The Mindfull self-compassion workbook"* (deutscher Titel *„Selbstmitgefühl - das Arbeitsbuch",* (Kristin Neff, 2018))[15]. Die Autoren teilen den Begriff „Selbstmitgefühl" in drei Domänen ein. Der erste und wichtigste Aspekt ist „sich selbst wie einen guten Freund behandeln" (Kristin Neff, 2018, S. 23). Darunter fällt, dass wir uns selbst, bildlich gesprochen, einen Arm um die Schultern legen und uns beruhigen und trösten, anstatt auf uns rumzuhacken, uns auszuschimpfen. Sie sprechen von bedingungsloser Akzeptanz. Das ist meiner Meinung nach ein guter Vorsatz, jedoch auch ein solch hochgestecktes und kaum erreichbares Ziel. Es ist ein langer und erstrebenswerter Weg, aber man muss sich im Klaren sein, dass es schwierig bis vielleicht unmöglich ist, dieses dauerhaft zu erreichen (vgl. Akzeptanz, S. 115).

Warum hebe ich das so hervor? Durch das Streben nach vollkommener Akzeptanz von uns selbst und das Nichterreichen derselben kann auch wieder eine Abwertung entstehen. Wir wollen uns selbst zu einem besseren Menschen machen, gleichzeitig sind wir immer noch genauso voller Fehler und Mängel wie zuvor. Das Wunschbild im Kopf unterscheidet

---

[15] Ein sehr zu empfehlendes Buch, wenn man sich mehr mit dem Thema „Selbstmitgefühl" befassen will. Es enthält viele praktische Übungen und Anleitungen zu unserem eigenen Erleben und lädt zur Reflektion ein.

sich maßgeblich von der Wirklichkeit da draußen. Und so klagen wir uns wieder für unser Scheitern an. „Mind the gap", sagt Brené Brown (Brown, 2012, S. 174) dazu, wie die Ansage in der Londoner U-Bahn (zu deutsch etwa: „Bitte den Abstand zwischen Zug und Bahnsteigkante beachten" – also „bitte, den Abstand zwischen Wunsch und Wirklichkeit beachten"): Den Abstand im Auge zu behalten ist eine Strategie des Wagens. Wir müssen uns den Raum, also den Abstand bewusst machen zwischen dem, wo wir uns wirklich gerade befinden und dem, wo wir gerne wären. Niemand möchte ein Mensch mit vielen Fehlern sein. Wie aber geht man damit um?

Neff und Germer schlagen für den zweiten Aspekt des Begriffes „Mitgefühl" vor, sich immer wieder bewusst zu machen, dass alle Menschen nicht perfekt sind und Fehler machen. Sie nennen es allgemeine Menschlichkeit (Kristin Neff, 2018, S. 24). Das Leben enthält leidvolle Momente, für jeden und alle. Die Art, Intensität und Ursache des Schmerzes mag sich unterscheiden, aber die grundlegende Erfahrung von menschlichem Schmerz ist die gleiche (vgl. Verletzlichkeit, S. 111). Die dritte Komponente heißt bewusste Präsenz oder Achtsamkeit. Was geschieht im Hier und Jetzt? Was tue ich und empfinde ich gerade? Darüber mehr in „Achtsamkeit: das Steuer in die Hand nehmen" (S. 117).

Viele unserer Reaktionen sind Automatismen und Gewohnheiten. Es ist ein langer Weg, sich diese bewusst zu machen. Aber wir steuern das Auto. Wir können gestalten und beeinflussen, wie wir Dinge sehen und bewerten!

Der etwas sperrige Begriff „Selbstmitgefühl" hat verschiedene Ebenen. Für manchem mag „Mitgefühl" eine Opferperspektive mitklingen lassen und die Angst auslösen, dass es uns hilflos macht („Ich armes Ding!") oder uns verweichlichen kann oder egoistisch werden lässt. Aus dem Grund verwende ich lieber den Ausdruck: Uns selbst mit Wohlwollen begegnen. Das heißt, unser Handeln und Tun freundlich zu bewerten (Neff und Germer sprechen von „dabei sein": Uns selbst trösten, uns selbst beruhigen und uns selbst bestätigen oder Wertschätzung geben (s 63)). Grundlegend ist, wie eingangs beschrieben, eine Empathie und Offenheit mir selbst gegenüber. Mit – Gefühl bedeutet für mich persönlich eine wahrnehmende und beobachtende Rolle zu mir einzunehmen. Ich fühle mit. Mitgefühl mit uns selbst spielt auch in unserem Umgang mit unseren Gefühlen eine große Rolle. Im ersten Schritt ist entscheidend, wie und ob wir sie wahrnehmen und dann im zweiten, wie wir sie bewerten.

Wahrnehmen und Bewerten von Gefühlen

Es wird immer wieder Gefühle geben, die Dir lächerlich, unpassend oder kindisch vorkommen. Es wird andere Gefühle geben, die wir gar nicht wahrnehmen oder bewusst zur Seite schieben wollen. Gefühle, die zu stark sind oder zu schwach. Aus dem Grundsatz: „Mir selbst mit Wohlwollen begegnen", kann man folgende Haltung ableiten: Kein Gefühl ist von sich aus falsch. Das Gefühl ist für mich wie eine Signallampe. Sie blinkt und möchte mir etwas sagen. Ich möchte nicht werten, was da gesagt wird. Ich nehme wahr, dass die Lampe blinkt und welche Lampe blinkt. Ich möchte mich nicht bewerten. Ich bin gut genug. Es reicht aus, so wie ich bin.

Manchmal muss ich nachforschen, was mir diese Lampe eigentlich sagen möchte. Ich muss sie mir genauer anschauen. Welche Farbe hat sie? Zeigt sie ein bestimmtes Symbol (z .B. „Tür offen", „Tank leer") ? Manchmal bedarf es einer längeren Suche in mir und vielleicht finde ich erst beim zweiten oder dritten Mal heraus, welche Bedeutung sie für mich hat. Mark Manson geht noch einen Schritt weiter, aus der Signallampe wird ein Spotlight. Er definiert Glück oder ein positives Gefühl als das Erfolgserlebnis, ein Problem gelöst zu haben. Ein negatives Gefühl ist seiner Meinung nach einer Aufforderung zu handeln (um ein Problem zu lösen). (Manson, 2016, S. 30-35) . Nun muss ich verstehen, was mir das negative Gefühl sagen will. Welches Problem soll ich lösen? Dann erwische ich mich wiederum dabei, wie ich bewerte, kann mir praktisch dabei zusehen. Hier hilft mir auch wieder das Aufschreiben, um Distanz zu bekommen, um die Gedankenketten zu unterbrechen.

Die Grundhaltung ist wichtig. Es geht darum, dieses Prinzip zu beherzigen. Es immer wieder zu versuchen. Unser Elefant möchte uns auf seine wortlose Art etwas sagen. Wie in einer Freundschaft zu einem anderen Menschen sind Aufmerksamkeit und Zuhören die Grundbausteine für eine vertrauensvolle und tiefgehende Beziehung zu unserem inneren Selbst. Hör Dir selbst zu!

Eine gute Art, diese beobachtende Haltung einzunehmen, Abstand zu Gefühlen zu bekommen und sich aus inneren Verwicklungen herauszuwinden ist, die Gefühle beim Namen zu nennen oder zu versuchen, ihnen einen Namen zu geben. Oft muss man lange suchen bis man in Worte fassen kann, was einen bewegt, warum man sich geärgert hat oder, was einen so nervös macht. Der erste Schritt ist, das Erkennen und Benennen, dass man *ärgerlich* oder *nervös* ist. Der einfache Satz, „Ich habe Angst" kann die Angst auf eine übersichtlichere Größe schrumpfen lassen.

Den Dingen einen Namen geben

Zu verstehen wie wir funktionieren und warum, erleichtert das Bemühen ungemein, mit uns selbst in Einklang zu kommen. Wenn etwas bekannt ist, wundert oder ärgert man sich weniger über das Ergebnis, sondern stellt die Frage, warum das Ergebnis so ausfiel und nicht anders. Das Bekannte und Vertraute bringt uns vor uns selbst nicht in Erklärungsnot und reduziert so die Menge an Energie und Ärger, die wir aufwenden müssen.

Wenn Tiere gestresst sind, greifen sie auf das Verhaltensmuster der Kampf-oder-Flucht Reaktion zurück. Die Situation wird blitzschnell bewertet und der Organismus wird auf schnelles Wegrennen oder effektives Angreifen, durch die Ausschüttung von Stresshormonen wie Adrenalin vorbereitet, der Puls geht hoch[16]. Beim „Tier Mensch" ist dieses Verhaltensmuster genauso zu finden, nicht notwendige Bereiche im Gehirn werden heruntergefahren. Davon ist hauptsächlich unser höheres logisches Denken betroffen: Geraten wir unter Stress, übernimmt also unser Reptiliengehirn die Steuerung, um uns durch ein Kampf- oder Fluchtverhalten zu beschützen. Die gefährlichen Widersacher der heutigen Zeit können sehr vielfältig sein, von roten Ampeln, die uns mit eventueller Verspätung drohen, oder unerledigten Aufgaben, z. B. dem Fragezeichen, was es zum Abendessen gibt. Wenn mir dieses Muster bekannt ist und ich es bei mir bemerke, kann ich es (mit einiger Übung) begrüßen, und mich vor mir selbst damit beruhigen, „Aha, das ist das Stressmuster! Vorsicht, meine Denkfähigkeit ist heruntergeschraubt und der Tunnelblick wurde aktiviert." Und so schaffe ich es vielleicht, im Nachhinein, freundlich zu mir zu bleiben, und mich nicht für mein gestresstes und unüberlegtes Verhalten zu beschimpfen.

---

[16] Frauen zeigen übrigens ein anderes Stressmuster. Es geht seltener um Kampf und Flucht, eher suchen sie eine schutzbietende Gruppe und versuchen so, den Nachwuchs zu beschützen. Wenn ich dieses Muster genauer betrachte, scheint mir plötzlich die Dazugehörigkeit zu einer Gruppe wesentlich wichtiger und es erklären sich mir eine Menge Dinge, über die ich mich schon lange in meiner Biografie gewundert habe (Tend and befriend, 2020).

Grundgefühle

Es gibt mehrere Modelle von Basisemotionen. Die Grundgefühle, die „atomar" vorliegen, also auf kein weiteres Gefühl mehr reduziert werden können, sind nach Martin Dornes: Freude, Interesse-Neugier, Überraschung, Ekel, Ärger, Traurigkeit, Furcht, Scham und Schuld. Andere Ansätze untersuchen und vergleichen verschiedene Kulturen mit Hilfe von Gesichtsausdrücken ((Wikipedia, 2021)), die überall bei Menschen zu finden sind und leiten so die Grundemotionen ab. Scham und Schuld sind da meist nicht dabei. In unserem Kontext spielen diese Gefühle aber eine wichtige Rolle.

Scham und Schuld

Brené Brown (Brown, 2012, S. 71) findet eine kurze und kompakte Formel, um Scham und Schuld zu definieren: **Scham ist „ich bin schlecht" und Schuld ist „ich habe etwas Schlechtes getan".** Wir empfinden Scham, wenn wir uns unserer Fehlerhaftigkeit bewusst werden: Wir haben Angst, nicht mehr dazu zu gehören, als minderwertig, schwach oder inkompetent bewertet zu werden. Es passiert auch intern, nämlich dass wir uns selbst als minderwertig, schwach oder inkompetent bewerten und so das Schamgefühl entsteht.

Die Ursache für Schuld ist korrigierbar. Svend Brinkman (Brinkman, 2015, S. 72) sieht in der Schuld sogar einen Kompass für verantwortungsvolles Handeln: Wenn wir keine Schuld empfinden können, können wir uns nicht als moralische Akteure verstehen, die Verantwortung für ihr Tun tragen. [....]

Auch, wenn die Schuld ein negatives Gefühl ist, so ist sie doch absolut notwendig in unserem Leben".

Elaine Aron (Aron, 2015, S. 9)[17] stellt die These auf, dass das Leben ein ständiger Kampf ist, um Scham zu vermeiden. Sie definiert Scham als ein Gefühl, das besagt, dass wir tief in uns drin keinen Wert und unüberwindliche Mängel haben. Scham ist somit das Gefühl, das am nächsten an dem sich selbst abwertenden Ich dran ist. Die Scham ist das schmerzhafteste von den bewussten Gefühlen und wird im gleichen Gehirnzentrum registriert wie der physische Schmerz (S. 26, ebenda).

Aron stellt den Begriff der „Mangelhaftigkeit"[18] neben das Schamgefühl. Wir erleben uns als unzureichend und mangelhaft: was wir tun ist nicht genug, reicht nicht aus (z. B. Es hätte besseres Essen geben sollen, dem Arbeitsbericht fehlt noch der letzte Schliff usw.)

Wenn wir Scham empfinden, werden wir uns wahrscheinlich oft schützen, indem wir andere oder etwas anderes beschuldigen, es rationalisieren oder eine fadenscheinige Entschuldigung vorschieben (Brown, 2012, S. 72). Brown sieht den Einfluss von Schuld auch positiv im Vergleich zu Scham. Wenn wir uns entschuldigen, übernehmen wir Verantwortung, wir können etwas verändern. Das Gefühl bleibt nicht in uns haften und wird zu einem Teil unserer Identität.

---

[17] Seitenzahlen in der schwedischen Ausgabe des Buches. Übersetzt durch die Autorin. Der englische Titel ist "The undervalued self" (Little Brown and Company, 2010). Die Autorin, E. Aron, ist vor allem bekannt für ihre Forschung und Bücher zum Thema Hochsensibilität.

[18] In der englischen Ausgabe wird das Wort *scarcity* verwendet, das auch mit „Knappheit" übersetzt werden kann.

Scham hingegen nistet sich in unserem Selbsterleben ein und auch, wenn die Ursachen verdrängt und begraben werden, bleibt ihr Schatten sehr prägend für unser Selbstempfinden. Die Folgen davon können sich in Sucht, Gewalt und Aggression ausdrücken.

Ursachen für Scham sind vielseitig: Wir erleben, dass wir uns nicht als gut genug erleben. Wir sind unzufrieden damit, wie unser Körper ist. Wir erfüllen Erwartungen im Vergleich mit anderen nicht. Angst oder Schwäche zu zeigen, kann man als schamvoll erleben.

Brené Brown sagt, dass die Scham ihre Macht durch ihre Unaussprechlichkeit bekommt (Brown, 2012, S. 59). Je mehr wir darüber reden und in Worte fassen, desto leichter nehmen wir ihr die Macht und auch die Angst vor der Scham selbst. Aber dazu später mehr (vgl. Wie mit Scham und Schuldgefühlen umgehen? S. 120), jetzt wird es erst einmal um Angst an sich gehen.

<u>Angst</u>

Die Angst ist ein Urgefühl und ein Teil unseres Selbsterhaltungstriebes. Sie ist unsere blitzschnelle Bewertung, ob etwas eine Gefahr oder eine akute Bedrohung für uns darstellt. Es geht dabei nicht nur um unsere körperliche Unversehrtheit; ein befürchteter Schaden an Selbstbild oder Selbstachtung kann genauso Gegenstand der Bedrohung sein.

Im Muster der Kampf-Flucht-Reaktion löst die Angst die Flucht aus. Die Gefahr wird als bedrohlich bewertet und durch unsere Kraft und Verteidigungsmöglichkeiten nicht abwendbar.

Das von Jeffrey Alan Gray erweiterte Modell *Freeze, flight, fight,* (zu deutsch etwa Erstarren, Flucht, oder Kampf (Kampf-oder-Flucht-Reaktion, 2021)) beinhaltet auch einen Totstellreflex, wie wir ihn von z. B. Eidechsen kennen. Das Tier verfällt in diesen Zustand, wenn Flucht oder Kampf keine realistische Option sind und hofft so, auch dank der Tarnung, von dem Raubtier übersehen zu werden.

Das Gefühl der Angst hat ein großes Spektrum. Es kann von Unsicherheit bis zu Panikstarren gehen. Wir kennen bestimmt auch alle diesen Kloß im Hals, das sich-verstecken-wollen, die Nervosität und Unruhe vor einem Vorstellungsgespräch. Angst kann sehr viel Macht über uns haben, nicht umsonst spricht man von Angststörungen und Angsterkrankungen.

Angst vor Dingen lernt man. Manche Ängste, wie die Angst vor Spinnen scheinen biologisch angelegt zu sein. Manche Ängste beruhen auf einer Konditionierung, andere können durch Verstärkung ein Teil der Identität werden, wie z. B. die Angst vor einer Gruppe zu sprechen, wenn man sich selbst als introvertierten Menschen wahrnimmt.

Den obengenannten Todstellreflex, die Starre, findet Agneta Lagerkrantz (Lagercrantz, 2014, S. 76-77) auch heute bei uns Menschen in modernen Zusammenhängen. Die Angst vor dem Ausschluss aus der Gruppe, die in der Savanne in der Steinzeit den Tod bedeutet hätte, zeigt sich heute als eine Angst vor einem negativen Selbstbild. Lagerkrantz identifiziert den heutigen Individualismus und den Fokus auf die eigene Person für Erfolg und Leistung als eine Quelle dafür. Der Feind, vor dem wir reflexartig zu flüchten versuchen, gegen den wir glauben, kämpfen zu müssen oder vor dem wir uns durch Todesstarre verstecken wollen, sind die Vorstellungen über uns selbst. Deshalb richtet sich die Reaktion auch nach innen und gegen uns selbst.

Kampf: Wir kritisieren uns selbst hart, werden sehr fordernd, verachten und verurteilen uns selbst

Flucht: Wir erniedrigen uns und machen uns klein. Wir sehen uns selbst als unwürdig oder minderwertig und nehmen in einer Gruppe niemals den uns zustehenden Platz ein, verstecken uns lieber. Wir fliehen vor uns selbst.

Starre: Wir machen uns leblos. Wir sind so in uns selbst gefangen, dass wir uns lahmlegen und nicht mehr die Initiative ergreifen können und handeln können. Wir können uns nicht mehr nach außen wenden und anderen zuwenden.

Dem zugrunde liegt die Angst, nicht gut genug zu sein, nicht dazuzugehören, den Ansprüchen nicht zu genügen. Wenn wir uns mit uns selbst anfreunden und Vertrauen aufbauen wollen, ist es so wichtig, mit uns selbst ins Gespräch zu kommen und diese Angst abzubauen.

Wut und Ärger

Ärger bezeichnet eine ganze Gruppe negativer Gefühle mit unterschiedlicher Intensität. Wut, die stärkste Form und Zorn gehören auch dazu. Diese Gefühle sind als innere Reaktion spontan und müssen somit nicht immer nach außen getragen werden. Diese negativen Gefühle werden oft als Reaktion auf z. B. Frustration, Schmerz, Furcht, Hunger, Hitze oder Kälte hervorgerufen. Wenn wir uns an das Flucht-oder-Kampf Verhaltensmuster zurückerinnern, so geht es hier um den "Kampf"- Teil. Aggression (also das Ausleben von Ärger oder Wut) hat als Ziel Ressourcen zu verteidigen oder zu gewinnen oder eine gefährliche Situation zu bewältigen. Freud sprach vom Aggressionstrieb. Andere sehen in Wut oder Ärger eine Reaktion auf Frustration, also somit eine Art Ventilreaktion. Das Ausleben von Ärger und Wut wird oft als taktlos empfunden und manche Eltern haben auch versucht, es ihren Kindern „abzuerziehen".

Ärger hat auch eine kommunikative Funktion, nämlich in zwischenmenschlichen Beziehungen Normen und Werte auszuhandeln. Der Sozialkonstruktivist Averill bezeichnet den Ärger auch als die „Polizeiemotion", die auf die Einhaltung von Normen pocht, die man für wichtig hält (Mees, 2021).

Wie wir im Kapitel über Meine Grenzen (vgl. S. 65) gesehen haben, hilft der Ärger dabei, uns abzugrenzen und weist uns auch auf unsere eigenen Bedürfnisse hin. Analog zur Polizeiemotion für Normen und Werte, könnte man ihn auch als eine Wächteremotion für unsere eigenen Ressourcen und die Unversehrtheit unseres Selbstbildes bezeichnen.

Ich merke das bei mir oft: Wenn ich auf meine eigene Verletzlichkeit stoße, werde ich leicht aggressiv. Sie passt nicht in mein Wunschselbstbild und soll sozusagen verteidigt und beschützt werden. Der Ärger ist die Ritterrüstung und die Verletzlichkeit versteckt sich darunter.

Verletzlichkeit

Kann ich meine eigene Verletzlichkeit wahrnehmen und zulassen? Brené Brown sieht in der Verletzlichkeit, den Kern, das Herz und die zentrale Bedeutung von menschlicher Erfahrung (Brown, 2012, S. 12). Sie definiert Verletzlichkeit als Unsicherheit, Risiko für „Verwundung" und gefühlsmäßiges Ausgeliefertsein (Brown, 2012, S. 34).

Wir wollen am liebsten unsere Verletzlichkeit überdecken und verstecken. Wir setzen uns eine Maske auf, legen uns einen Panzer zu und verbauen uns im schlimmsten Fall so den Zugang zu unserem inneren Selbst.

Sich verletzlich zu zeigen, kostet viel Mut und Kraft. „Verletzlich zu leben, bedeutet also, die sichere Komfortzone unserer Psyche zu verlassen, in der wir uns hinter unserem bewährten Alltagsgesicht verbergen. Es bedeutet, die innere Grenze zu überschreiten, an der Ängstlichkeit und Schamgefühle uns stoppen wollen.", schreibt Oskar Holzberg (Holzberg, 2020).

Aber, was gewinnen wir dadurch? Wenn wir Verletzlichkeit zulassen und uns verletzlich zeigen, sind wir wahrhaftig. Wir belügen uns selbst nicht. Mich wird es viel Mut kosten, für dieses Manuskript einen Verlag zu suchen. Es (also auch ich?) könnte abgelehnt werden, meine ganze Arbeit würde nicht wertgeschätzt. Genauso, wenn jemand dieses Buch später liest: Was, wenn es nicht gefällt? Wenn ich meine Verletzlichkeit wahrnehme, meine Angst, abgelehnt zu werden, setze ich mich damit auseinander. „Verletzlich zu leben ist eine Entscheidung für Beziehungen, denn ohne sie gibt es keine Nähe und Intimität", schreibt Oskar Holzberg weiter (Holzberg, 2020). Wenn ich meine eigene Verletzlichkeit zulasse und akzeptiere, komme ich mir selbst näher. Ich wachse daran. Der Mahut begegnet dem Elefanten verständnisvoll, der Elefant kann dem Mahut mit Vertrauen begegnen, weich und ohne Verteidigungshaltung, ohne Anspannung. Dieser Weg ist länger und schmerzhafter; aber er stärkt mich: Falls ich ein zweites Buch schreiben werde, kenne ich das alles schon, ich habe schon einmal erlebt, wie es sich anfühlt, einen Verlag zu suchen. Daher wird es mir leichter fallen, ähnliche Dinge zu tun, wie z. B. meine selbst gemalten Bilder auszustellen. Ich nehme mich als verletzlich wahr, gleichzeitig muss ich nicht mehr so viel innere Kraft aufwenden, um gegen die Verletzlichkeit selbst oder die Angst davor anzukämpfen, sie zu überdecken. In mir werden es mit der Zeit weniger Widerstände sein, die es zu überwinden gilt.

Auf dem Weg dahin (und diesen Weg gehen wir unser Leben lang), treffen wir immer wieder auf starke und auch unangenehme Gefühle. Wie kann man damit umgehen? Im Folgenden schauen wir uns einige Strategien an.

Wie mit Gefühlen umgehen?

Viele werden gelernt haben, unangenehme Gefühle wegzudrücken und zu verstecken. Das mag kurzfristig helfen, um sich durch innere Konflikte zu manövrieren, es fördert aber nicht das Verständnis und das Vertrauen zu einem selbst.

Wir haben uns schon mit dem Benennen von Gefühlen befasst (vgl. „Den Dingen einen Namen geben", S. 103). Dies ist ein wichtiger erster Schritt, um Abstand zu gewinnen und die Botschaften hinter den Gefühlen besser verstehen zu können. Bildlich gesprochen legen wir einen ersten Grundstein für eine Brücke zwischen Herz und Verstand. Doch was dann? Der zuvor genannte Vergleich mit einer Signallampe umfasst zwei Dimensionen: zum einen das Erkennen, um welchen Typ Signallampe es sich handelt und zum anderen die Gelassenheit, die Signallampe, eine Signallampe sein zu lassen. Das Gefühl ist ein Ratgeber, eine Handlungsaufforderung, aber kein König und kein General, der putschend die Macht ergreift (dazu später mehr in „Das innere Team oder wie werden innere Kritiker zu Ratgebern", S. 137). Wie können wir das erreichen? Es geht darum, Abstand zu den Gefühlen zu finden, sie wahrzunehmen, aber sie nicht die Macht ergreifen zu lassen.

Abstand finden

„Dieses rote Kleid steht dir aber gut", sagte Louise zur Begrüßung, als wir uns zu einem unserer viel zu selten gewordenen Mädelsabende trafen, „Ich selbst hätte es jedoch nie angezogen.". Ich freute mich über das Kompliment, war etwas verwundert über ihre Stellungnahme, dachte aber erst später darüber nach. Es ist so, wie sich eine Freundin verhält. Sie hat einen gewissen Abstand zu mir. Das, was ich mag, muss sie nicht unbedingt mögen. Sie lässt mich damit in Ruhe und lässt mich so sein. Meines ist meines und ihres ist ihres.

Diesen Abstand empfinde ich als sehr heilsam. Ich möchte auch Abstand zu mir selbst einnehmen können: Zwischen dem wie ich bin und dem, wie ich mir wünsche zu sein, zwischen Wirklichkeit und Ideal. Wenn ich es schaffe, mir diesen Abstand bewusst zu machen, werde ich weniger enttäuscht sein, wenn meine Erwartungen nicht eintreffen. Brown bezeichnet es als „eine Strategie des Wagens" (Brown, 2012, S. 174), den Abstand im Auge zu behalten. Wir müssen uns den Raum bewusst machen zwischen dem, wo wir uns wirklich gerade befinden und dem, wo wir gerne wären. Es verlangt zwei Dinge von uns: unsere eigene Verletzlichkeit anzunehmen und die Scham zu überwinden oder dieser zu widerstehen.

Was kann mir der Abstand geben? Ich werde emotional nicht so leicht verwickelt, ich möchte beobachten. Wenn ich sage: „Ich sehe das anders" anstatt „Deine Meinung ist falsch", was ist der Unterschied? Ich bewerte und urteile nicht. Ich gebe mir nicht recht und Dir unrecht. Ich möchte so sein wie ein Kind, beobachten und nicht werten. Die Kinderbrille aufsetzten   (vgl.

Selbstbild S. 49): Mit Neugier und Freude die Welt erkunden, nicht Mangel und Fehler sehen. Warum fragen und nicht sagen „Ich kenne das nicht, ich mag das nicht". In diesem Abstand halten und dem Beobachten, schwingen für viele bestimmt die Begriffe der „Akzeptanz" und der „Achtsamkeit" mit.

Akzeptanz

Akzeptanz leitet sich von lateinisch *accipere* ab, was so viel wie billigen oder annehmen bedeutet. Es steht somit im direkten Gegensatz zur Ablehnung und lässt sich auch zur Toleranz (Duldung) abgrenzen: Wenn ich etwas akzeptiere, gebe ich aktiv meine Einwilligung, ich dulde oder ertrage es nicht nur, ich bejahe es.

Akzeptanz hat für mich viele Facetten. Mich selbst anzunehmen, wie ich bin und was in meinem Leben passiert, ist für mich eine Art Schmieröl für eine gute Beziehung zu mir selbst. Um es sehr präzise auszudrücken, bedeutet sie für mich die Maxime, mir selbst (oder anderen) gegenüber keine Gewalt anzuwenden.

In vielen Fällen kann die Bejahung schwer Lebensereignisse nur nach einem langen Weg erreicht werden, wie z. B. bei einer Trennung, einer schweren Krankheit. Es steckt viel Arbeit und Zeit dahinter, sich mit seinem Schicksal auseinanderzusetzen und es anzunehmen. Wenn es überhaupt vollständig klappt.

Auch im Alltag und bei banalen Dingen gelingt mir die Akzeptanz oft nicht und das Paradoxe ist, das auch dieses

Faktum, also das zeitweise nicht aufbringen können von Akzeptanz akzeptiert werden möchte.

Die bedingungslose Akzeptanz von mir selbst beinhaltet eine Falle, denn was akzeptiere ich an mir? Man muss akzeptieren, dass es nicht immer so klappt, wie gewünscht, ebenso den Abstand zwischen Wunsch und Wirklichkeit, das eigene Scheitern und die Fehlerhaftigkeit. Also was müssen wir akzeptieren lernen, wenn es um uns selbst geht? „In Grunde genommen schlagen wir uns mit dem unerträglichen Gedanken herum, dass wir nicht perfekt sind" zitiert Agneta Lagercrantz die Meditationslehrerin Tara Brach (Lagercrantz, 2014, S. 79).

Im Alltag zeigt sich mir eine wichtige Seite der Akzeptanz. Ich bemühe mich, darauf zu achten, worauf ich meinen Fokus lege, in welchem Modus ich mich gerade bewege: Sehe ich den Mangel oder sehe ich die Fülle? Ist das berühmte Wasserglas halbleer oder halbvoll? Ich kann mich ärgern, dass alle Parkplätze belegt sind, oder ich kann mir sagen, dass ich nur einen brauche und in der Nebenstraße bestimmt einer frei sein wird. Das verlangt eine Menge an Gelassenheit und eine positive Sichtweise.

Wenn ich aus Mangel und Bedürftigkeit heraus handele, sieht das anders aus, mein Fokus liegt auf dem Fehlenden: Ich erlebe einen Mangel in mir selbst, wenn ich den Fokus daraufflege, was mir fehlt und was ich gerne hätte. Ich habe einen Mangel an Geld, weil ich nicht so reich bin wie ein prominenter Schauspieler. Ich bin fehlerhaft und unzureichend, weil ich nicht Marathon laufen kann. Dann werde ich immer versuchen, dass irgendwie „wieder gut" zu machen. Meine Handlungen sollen also eine Art Kompensation für mich selbst erzielen, meine Mängel und Fehlerhaftigkeit ausgleichen. Dies kann bewusst, aber auch unbewusst geschehen. Das Wasserglas ist halbleer und ich versuche es mit allem möglichen zu füllen, um nicht den Mangel der Leere zu erleben.

Ich übe Akzeptanz aus, wenn ich gewisse Mängel hinnehme und genau auswähle (soweit ich es kann), worin ich mich emotional engagiere. Dass ich nicht auf Anhieb einen Parkplatz finde, ist vielleicht nicht so wichtig, wenn im Radio gerade schöne Musik läuft und ich genug Zeit habe. Ich möchte bei weitem nicht dazu auffordern, sich alles schön zu reden! Es geht mir darum, dass ich entscheide (soweit ich kann), worauf ich mich konzentriere, wofür ich meine Energie gebe.

Für mich funktioniert die Formulierung „mich so annehmen, wie ich bin" sehr gut. Sie lässt mir Raum für Fehlerhaftigkeit an einem Tag, für Schwäche, für Menschsein. Diese Einstellung erfordert viel Aufmerksamkeit im Hier und Jetzt, auch Achtsamkeit genannt.

Achtsamkeit: das Steuer in die Hand nehmen

Dieses Wort erinnert viele direkt an eine neumodische Light-Buddhismus Variante. Auf die Atmung achten, im Hier und Jetzt sein, fertig. Ganz so einfach, (obwohl das an sich schon ganz schön schwierig ist) wollen wir es uns nicht machen!

Ich möchte eine andere Definition finden. Eingangs hatten wir über Gefühle nachgedacht und wir hatten die Theorie von Richard David Precht angeführt, dass (die elementaren) Gefühle zwei Dinge wollen: Nämlich entweder strebe ich nach etwas oder ich möchte etwas vermeiden. Behalten wir diese These im Hinterkopf.

Sagen wir, ich habe mich geärgert. Es geht mir nicht nur darum, den Ärger zu erkennen und wahrzunehmen. In meiner persönlichen Definition des Begriffes „Achtsamkeit" geht es mir auch darum, ziemlich direkt eine Entscheidung treffen zu können: Möchte ich den Ärger nähren oder möchte ich ihn abklingen lassen? Bei jedem Gefühl habe ich diese zwei Möglichkeiten. Ich gehe in das Gefühl hinein und lebe es aus und nähre es oder ich schaue es mir an und lasse es vorbeiziehen.

Ich bin nicht nur achtsam im Moment und sehe, was geschieht und nehme wahr, was sich in mir tut. Ich möchte einen Schritt weitergehen: Wenn ich vollkommen achtsam bin, möchte ich damit die Fähigkeit beschreiben, nicht nur das Gefühl zu erkennen und zu wissen, wo es herkommt und was es mir sagen will, sondern auch die Entscheidung treffen zu können, ob ich es nähren oder beenden möchte.

Ja, wirst Du einwenden, schön und gut, aber so leicht kann ich das doch alles nicht steuern! Wie leicht wäre denn dann mein Leben?

Das stimmt. Diese Definition der Achtsamkeit und die damit verbundene Forderung, das Ruder praktisch in jeder Sekunde in die Hand nehmen zu können, ist ein sehr hochgestecktes Ziel. Es fordert viel Übung und Zeit. Jedoch ist es die Verwirklichung von Würde, der Ausdruck meines Selbstgefühls. Ich fühle, ich bin, ich handele danach. Es heißt nicht, Herz oder Verstand, Gefühle oder Rationalität, sondern Herz und Verstand.

Es fällt Dir schon schwer, eine einfache Entscheidung umzusetzen, wirst Du einwenden. Hast Du schon mal die 5-Sekundenregel ausprobiert (siehe S.168:

Die 5 Sekundenregel)? Das ist ein frecher und simpler Trick, um die ganzen Stimmen in uns abzulenken und so ins Handeln zu kommen. „Selbstvertrauen baut auf Alltagsmut", sagt Mel Robbins (Robbins, 2017, S. 227) und unter Alltagsmut versteht sie, immer wieder aus sich herauszutreten, immer wieder die inneren Widerstände und Kritiker zu überwinden und dem Instinkt, dem Bauchgefühl und dem eigenen Wunsch zu folgen. Eben sich ans Steuer zu setzen und z. B. rechtzeitig mit der Arbeit aufzuhören, obwohl noch so viel zu tun ist, oder eben doch die eigene Meinung zu äußern. Etwas zu wagen. Was am Ende dabei herauskommt, spielt keine so große Rolle, es geht prinzipiell darum, dass man es versucht! Dabei ist es vor allem wichtig, sich nicht zu bewerten und sich für ein Misslingen die Schuld zu geben.

Wie mit Scham und Schuldgefühlen umgehen?

Gefühle von Scham und Schuld können lähmen und sehr belastend sein. Manchmal sitzen sie wie ein fortwährend wiederhallendes Echo im Kopf. Man könnte sie auch als Schlangen bezeichnen, die sich immer wieder durch die Gedanken winden und wie die Schlange Ka im Klassiker Dschungelbuch die Aufmerksamkeit umwickeln und würgen.

Eingangs hatten wir die Grundbotschaften von Scham und Schuld als **Scham ist: „Ich bin schlecht" und Schuld ist: „Ich habe etwas Schlechtes getan"** definiert.

Mit Schuld kann man leichter umgehen, da man nicht so machtlos ist. Es gibt einen konkreten Grund für die Schuld. Wir können uns entschuldigen und etwas wieder gut machen.

Wie ist es mit der Scham? Kann man die Botschaft finden, die Ursache für die Scham? Im Allgemeinen geht es darum, die inneren Stimmen kennenzulernen und ihnen zuzuhören. Manche mögen wie Demagogen sein. Aber, wenn man ihnen wirklich aufmerksam zuhört und sie hinterfragt, werden sie mit der Zeit leiser, verstummen vielleicht sogar. Die Gründe hierfür können unterschiedlich sein. Vielleicht haben wir sie genauer „untersucht" und sie so besser kennen gelernt. Je nachdem welcher Typ Du bist, kann Dir das Schreiben helfen. Hierzu empfehle ich die Übung „Im Zweifel für den Angeklagten" (S. 177) aber auch „Entwickeln von heilsamen Gegenspielern:" (s. 176) kann hilfreich sein.

Mir haben Gespräche mit vertrauten Personen geholfen, vor allem mit Louise bei einem Glas Wein. Eine wichtige Erkenntnis von Brené Browns ist, dass Scham machtlos wird, wenn man darüber redet, die Zusammenhänge in Worte packt. Sie findet, dass Menschen, die keine Scham empfinden oder erleben, die Fähigkeit für Empathie und menschliche Verbindung (Brown, 2012, S. 68) fehlt. Sie schlägt folgende Schritte zur Überwindung von Scham vor (Brown, 2012, S. 80):

1. **Übe Mut und öffne Dich**: Ja, ich möchte mich verstecken. Aber, es gibt einen einfachen Weg, um die Scham zu bekämpfen und zu ehren, wer wir sind: Unsere Erfahrung mit jemandem Vertrautem zu teilen. Das ist jemand, der sich das Recht verdient hat, so etwas zu hören - jemand der uns liebt, nicht trotz, sondern wegen unserer Verletzlichkeit.

2. **Freundschaftlich mit mir selbst reden**: Ich kann üben und lernen, mit mir selbst zu reden, wie ich mit jemandem reden würde, den ich wirklich schätze und jemandem, den ich im schlimmsten Moment einer Katastrophe zu trösten versuche. "Du bist in Ordnung, wir sind alle Menschen, wir machen alle Fehler". Während einer Schamattacke reden wir mit uns selbst normalerweise auf eine Art und Weise, wie wir NIEMALS mit Leuten reden würden, die wir schätzen und respektieren.

3. **Beherrsche die Geschichte**! Verdränge sie nicht oder lasse sie sich nicht festsetzen und Dich definieren. Wenn Du die Geschichte beherrschst (und nicht sie Dich), kannst Du das Ende gestalten. Wenn Du die Geschichte [in dir] begräbst,

bleibst Du ihr für immer unterworfen. Wenn Du die Geschichte beherrschst, erzählst Du das Ende der Geschichte. Wie es Carl Jung ausdrückte: "Ich bin nicht das, was mir widerfahren ist. Ich bin das, was ich entscheide zu werden. " (Zitate.eu, 2021)

Wie mit Angst umgehen

Wir saßen auf einer Bank in einem Park und aßen Kaffeestückchen. In der Hoffnung auf einen Leckerbissen sammelte sich bald eine Schwarm Vögel hinter der Bank. Katrin und Jonas gaben ihnen Krümmel und freuten sich, wie die Vögel kamen und sie aufpickten. Emil, damals knapp 2, hatte auch großen Spaß daran. Er ließ seine Hand mit seinem Stück Gebäck locker von der Bank herunterhängen. Ein besonders schlauer und frecher Vogel schlich sich an und klaute es ihm aus der offenen Hand heraus. Erik erstarrte vor Schreck und auch noch Wochen danach, schrie er vor Angst, wenn er einen Vogel sah.

Positiv gesehen, ist die Angst wie ein Ratgeber, wie ein Seismograph, der uns vor Erdbeben und anderen Gefahren warnt. Sie ist ein feinfühliger Sensor. Das Gehirn knüpft in der Situation kreativ Verbindungen aus alten Erfahrungen.

Emil bekam nach diesem Vorfall immer einen großen Schreck bei jeder Sorte Vogel, egal ob groß oder klein. Er schrie und weinte. Wir zeigten ihm, dass es eigentlich die Vögel waren, die vor ihm Angst hatten. Wir nahmen ihn an der Hand und rannten auf ein paar Tauben zu. Sie flogen weg und er lachte. Es brauchte nicht viele Wiederholungen. Heute kann er sich noch immer erschrecken, wenn ein Vogel auftaucht. Jedoch reagiert er nicht mehr so stark und er jagt gerne Tauben.

Angst ist nicht grundsätzlich als rein negatives Gefühl zu verorten. Die Überwindung von Angst und der dadurch ausgelöste Kick kann auch als Steigerung des Lebensgefühls gesehen werden. So kann ein Bunjeejumping oder ein öffentlicher Theaterauftritt eine sehr befreiende Wirkung haben und das Gefühl der Selbstwirksamkeit extrem steigern, nach dem Dreh: „Wenn ich das hier geschafft habe, ist das andere ein Klacks".

Frage Dich, ob die Angst in gewissen Situationen ein Ratgeber ist oder Dich beherrscht. Was möchte Dir die Angst sagen? Was wäre das Risiko und was passiert, wenn das Befürchtete eintritt? (In diesem Zusammenhang können folgende Übungen für Dich interessant sein: Sich das schlimmste vorstellen (Premiditation Malorum), S. 157,

Was kann ich kontrollieren?, S. 161)

Wie mit Wut und Ärger umgehen?

Wut und Ärger sind Abgrenzungsmechanismen. Eine Grenze wurde übertreten, ein wichtiges Bedürfnis nicht erfüllt. Sich erlauben, dass man wütend oder ärgerlich ist, ist für viele eine schwierige Sache. Es wird oft verboten, bei Kindern

„aberzogen." In einigen Kulturen gehört es gar zum guten Ton, keinerlei Wut oder Ärger zu zeigen.

Ein gutes Mittelmaß ist gesund, denke ich. Zuvor haben wir den Ärger als die Polizeiemotion bezeichnet. Explodiert man ständig wie ein Minenfeld, kann das für die Menschen um einen herum sehr anstrengend sein. Andererseits kann das auch eine Signallampe dafür sein, dass es einem nicht gut geht, dass man vielleicht das Bedürfnis nach Pause oder Ruhe übergangen hat oder dass man krank wird.

Es ist auch immer eine Frage, wie man den Ärger ausdrückt. Als erstes geht es wieder um das Wahrnehmen. Die zweite Frage ist, was ich mit dem Ärger mache. Kommuniziere ich ihn? Werde ich laut? Muss ich gar mit der Tür knallen oder reicht es, eine schärfere Formulierung zu verwenden?

Ist es diffuser, dumpfer Ärger, der kein direktes Ziel hat? Wenn Du immer wieder Ärger in Dir verspürst, der aber keinen rechten Bezug hat, ist es vielleicht gut sich bei jemand Professionellem Rat zu holen und der Sache auf den Grund zu gehen. Heute ist mein Ärgergefühl ein wertvoller Ratgeber, aber es hat lange gedauert, es genauer kennen und verstehen zu lernen. Manchmal ist der Ärger zu groß und zu stark und ich merke, dass ich mehr kaputt machen würde, wenn ich ihn zeigte. Dann hilft es mir, Sport zu machen oder auch spazieren zu gehen, um den Ärger zu „verbrennen". So war es zur Anfang der Coronakrise für mich. Diese ganze Unsicherheit und all die Einschränkungen haben mich sehr verunsichert, aber auch verärgert.

Ärger kann viel Energie freisetzen. Oft geht es mir bei unliebsamen Arbeitsaufgaben so. Es ärgert mich richtig, dass so viel Dreck im Flur herumliegt, also nutze ich den Impuls und fege oder starte den Staubsaugerroboter. Wenn sich ein Meer aus losen Spielsachen auf dem Wohnzimmerboden ausbreitet, ist es vielleicht Zeit aufzuräumen. Richtet sich der Ärger gegen die Tatsache, dass ICH das schon wieder tun muss, fühle ich mich in meiner Rolle gekränkt („ich bin nicht die Putzfrau!") also ist es an der Zeit, die Kinder zu einer Aufräumstunde einzuspannen.

Wie mit Verletzlichkeit umgehen?

Dem Gefühl der Verletzlichkeit möchte ich besondere Aufmerksamkeit widmen. Brené Brown sieht es als das zentrale Element unserer Menschlichkeit an (Brown, 2012, S. 12): Nur wenn wir verletzlich sind und uns verletzlich zeigen, können wir mit uns selbst und mit anderen in Verbindung treten; nur dann besteht ein Kontakt zu unserem Inneren.

Ein erster Schritt besteht darin, die eigene Verletzlichkeit anzunehmen Das geschieht nur vor uns selbst, in uns drin. Die Umwelt muss gar nichts davon mitbekommen. Das macht diesen Schritt nicht leichter. Es geht darum, uns selbst Schwäche zuzugestehen, wir sind nicht Superwoman oder Superman. Wir werden müde, haben keine Lust, haben keine Geduld mehr, sind frustriert usw. Vieles hiervon spielt in die sogernannten Schattenseiten hinein (vgl. „

Unsere Schattenseiten", S. 48).

Der zweite Schritt ist, uns unsere Verletzlichkeit zu erlauben. Es mag banal klingen, aber wenn ich z. B. akzeptiere, dass ich müde bin, kann ich mir auch zugestehen, eine Pause zu machen und mir erlauben, mich eine Weile auszuruhen. Mir persönlich fällt das oft gar nicht leicht (vgl. „Pause machen", S. 77). Es kann aber auch darum gehen, mir zuzugestehen, dass ich traurig bin, dass ich enttäuscht wurde, dass ich mich einsam fühle usw. Wenn ich diesen Schritt gegangen bin, löst sich oft eine Blockade. Das heißt, ich kann einem Problem anders begegnen.

Die eigene Verletzlichkeit anderen gegenüber zu zeigen und zu äußern kann man damit vergleichen, seine Rüstung (die bei mir selbst oft aus Ärger besteht) auszuziehen und die Maske abzunehmen. Das Wichtigste hierbei ist, dass wir uns entscheiden, wann und wem gegenüber, wir die Maske senken. Es verlangt Vertrauen, sich zu öffnen und nicht alle Menschen und Situationen sind dazu geeignet. Es kann sein, dass wir scheitern. *Bevor wir die Zwillinge bekamen, hatte ich eine Fehlgeburt. Das war damals sehr dramatisch für mich und mir wurde geraten, mich zu öffnen und darüber zu reden. Also überwand ich mich, und erzählte einer guten Freundin davon, als wir in einem Café saßen. Sie konnte jedoch gar nicht damit umgehen, denn sie hatte gerade voller Freude festgestellt, dass sie schwanger war und redete nur noch davon.* Aus heutiger Sicht kann ich nachvollziehen, wie überwältigt sie war. Damals warf mich das aber ziemlich aus der Bahn. Trotzdem übe ich fleißig, meine Verletzlichkeit zu zeigen. Heute ist meine Baustelle mit der Verletzlichkeit Paul zu sagen, dass ich mich nicht so gut fühle, anstatt die Zähne zusammenzubeißen und leichter gestresst oder verärgert zu reagieren. Es gelingt mir nicht immer, aber es fördert ein harmonischeres Klima in der Familie.

Meiner Erfahrung nach, hängen Gefühle eng mit den inneren Stimmen zusammen. Man kann auch sagen, dass jedes Gefühl eine oder mehrere innere Stimmen als Botschafterin hat. Wie geht man mit den Stimmen und dem Chaos in einem selbst um? Jetzt verlassen wir also die Ebene der Gefühle und gehen eine Stufe höher, zu den inneren Stimmen und Gedanken.

Umgang mit der inneren Vielfalt

Wie können wir uns selbst auf Augenhöhe begegnen? Wie können wir mit uns eine gleichwertige Partnerschaft führen? Zum einen, banal gesagt, in dem wir uns selbst partnerschaftlich und gleichwertig behandeln. Das heißt, wir geben uns und unseren Bedürfnissen den Raum, den wir brauchen. Friedemann Schulz von Thun drückt es folgendermaßen aus: „Aber wie reagiere ich in Übereinstimmung mit mir selbst, wenn widerstreitende Impulse in mir sind und um Vorherrschaft ringen? Der Mensch ist mit sich selbst nicht ein Herz und eine Seele, die „innere Pluralität" ist der Normalfall in schwierigen Situationen. (Friedemann Schulz von Thun, Kathrin Zach, Karen Zoller, 2012, S. 94). Die innere Vielfalt ist ein wichtiges Stichwort. Um

Harmonie in uns selbst zu erreichen, müssen wir diese anerkennen und dem Raum geben, was sich oft als Wirrwarr oder Chaos anfühlt. Ein guter Weg ist: Wir unterdrücken unsere inneren Anteile nicht, sondern schließen mit uns selbst Abkommen, laden die inneren Stimmen zu einer Teambesprechung ein. Wie das genauer geht, erkunden wir im Folgenden.

Über die Abkommen mit uns selbst

Auf dem Dachboden stapelten sich Kartons mit zu klein gewordener Kinderkleidung und altem Spielzeug. Man konnte kaum einen Fuß dorthin setzen. Schon lange hatte ich mir vorgenommen, dort oben Ordnung zu schaffen und die alten Dinge durchzusortieren, auszumisten. Schon lange, es verfolgte mich wie ein Gespenst. Der bloße Gedanke an den Dachboden stresste mich. Wenn ich mich der Luke näherte, schüttelte mich eine Art Geisterhand. Schlechte, mich beschimpfende Gedanken kamen hoch und der Mahut begann, den Elefanten zu schlagen.

Wie kann ich eine bessere Beziehung zu mir selbst aufbauen? Wie kann ich besseres Selbstvertrauen gewinnen? Und was, um alles in der Welt, hat mein Dachboden damit zu tun? David Allen (Allen, 2015) hat dazu ein paar interessante Gedanken zusammengestellt. Viele negative Gedanken uns selbst gegenüber, Schuldgefühle und Selbstvorwürfe haben seiner Meinung nach ihren Ursprung in nicht eingehaltenen Abkommen mit uns selbst. Über die Abkommen mit uns selbst hatten wir schon geredet (vgl.

Ansätze für mehr Selbstvertrauen, S. 39) Wir haben bestimmt schnell den Inhalt vergessen, aber das nagende Gefühl der Unzuverlässigkeit, der Schuld, des Nichterfüllens bleibt in uns. Wie kommt er darauf?

Gehen wir nochmal ein paar Schritte zurück.

Wie wir schon festgestellt haben, gibt es drei Möglichkeiten, einen Vertrag mit uns selbst (oder mit jemand anderem) zu behandeln:

1) Wir erfüllen ihn.
2) Wir brechen ihn.
3) Wir verhandeln die Konditionen neu.

Angenommen wir erfüllen einen Vertrag und machen alles fertig, was auf der Todo-Liste steht. Dann bekommen wir ein Hochgefühl, sind stolz und da ist dieser kreative Flow! Aber das Fest währt nicht lange, denn ich wette mit Dir, nach einem kurzen Augenblick macht es *plop* und Du hast schon wieder ganz viele Ideen, was noch alles getan werden müsste. Ganz ähnlich ist es im Berufsleben. Arbeitest Du alles ab, was Dir aufgetischt wurde, dauert es bestimmt nicht lange, bis Du eine neue und wahrscheinlich größere Ladung bekommst. Das wird so lange so gehen, bis Du wirklich zu viel auf Deinem Schreibtisch hast und Du unter der Last zusammenbrichst.

Was kann man dagegen tun? Kommen die Ansprüche von außen, ist es wichtig Grenzen zu kommunizieren, „Nein, danke", „geht gerade nicht", oder „kann nicht" zu sagen (vgl.

Meine Grenzen, S. 65) oder Projekte auf die Warteposition zu stellen.

Geht es nur um Dich selbst, ist es leichter und zugleich schwieriger. Wirst Du die Ansprüche an Dich selbst senken können? Wahrscheinlich nicht. Mir ist es bisher nicht gelungen. Aber eine Idee ist es, weniger Abkommen abzuschließen und die Todolisten immer wieder neu zu verhandeln. Du kannst auch an Deinen Elefanten denken und mehr Belohnungen und Pausen einbauen, wie z. B. wie Dir eine Tasse von diesem leckeren neuen Tee nach dem anstrengenden Meeting zu gönnen.

Was passiert, wenn wir uns etwas vornehmen, aber wieder und wieder aufschieben oder unter den Tisch fallen lassen? Ist es Dir auch schon mal passiert, dass Du mit jemandem verabredet warst und die Person einfach nicht aufgetaucht ist? Ziemlich feige und dumm das Ganze! Es war ein paar Mal der Fall, als ich noch im Onlinedating unterwegs war. Meist hatte ich danach dann keinen Kontakt mehr zu dieser Person.

Bei uns selbst ist das nicht so. Angenommen, wir brechen eine Absprache mit uns selbst, dann geben wir dem Inneren Kritiker direkt Holz für sein Feuer, wir geben ihm Gründe, uns wieder auszuschimpfen. Selbst, wenn man den Inhalt des Abkommens schon lange vergessen hat, dieses Gefühl von ungeklärter Schuld und Unzuverlässigkeit bleibt. Es nagt und wächst. *Wie mein Gefühl für den Dachboden! Wie oft stand das schon auf meiner Liste für ein Wochenende oder einen verregneten Wintertag. Es kam nie dazu. Die Schimpftiraden in meinem Kopf machten es mir immer unmöglich, überhaupt damit anzufangen.*

Es kommt auch vor, dass man eine Verabredung mit jemandem nicht einhalten kann. Je früher ich Bescheid gebe, desto besser. Vielleicht schlage ich gleich einen neuen Termin vor? Aber, das tue ich ohne Scham und meine Integrität und das Gleichgewicht in der Beziehung bleiben erhalten. Genauso sollte es auch in Bezug zu uns selbst sein.

Unser Ziel ist es, nicht ständig abgelenkt zu werden, von dem, was wir noch tun sollten, von dem, was wir nicht getan haben. "Ich schlage vor, dass Du Deinen Kopf dazu verwendest, Dich auf Dinge zu konzentrieren, und nicht dazu, Dich von ihnen ablenken zu lassen", schreibt David Allen. „Wenn Du die Sachen aus dem Kopf draußen hast und vor den Augen, findest Du automatisch neue Prioritäten und verhandelst die Abkommen neu." Was meint D. Allen damit?

Eine Grundthese seiner Methode besagt, dass wir viel Energie aufwenden, uns an Dinge zu erinnern, die wir noch tun müssen. Diese geistern im Kopf herum und werden ständig wiederholt wie ein Echo. Haben wir ein System aus Todo-Listen und Aufzeichnungen, was wir alles tun sollten oder gerne tun würden, dann schaffen wir mehr Transparenz. Haben wir ein solches System, auf das wir uns verlassen können, das heißt, dass es vollständig und immer aktualisiert ist, dann bekommen wir Platz im Kopf, Ruhe und mehr Gelassenheit.

Es verlangt Regelmäßigkeit, dieses System aufzubauen und zu pflegen. Etwa einmal die Woche setzt man sich hin, geht alles durch und fragt sich bei allen Punkten. "Ist das noch aktuell? Soll das jetzt oder später gemacht werden oder überhaupt?"

Die Methode von Allen (Getting things done, GTD) ist also ein Werkzeug, sich seine Arbeit und Aufgaben bewusst zu machen, aber auch Ideen und Wünschen Raum zu geben. Die Fragen: „Was leiste ich eigentlich?" und „Womit beschäftige ich mich?" kommen aus dem Kopf heraus auf neutralen Boden.

GTD war ein Lichtblick für mich. Seitdem ich damit arbeite, habe ich vieles in Angriff genommen. Ich habe das Gefühl, mehr Kontrolle zu haben und mehr Platz. Manche Dinge erledige ich langsam und stetig, in kleinen, wohlportionierten Ameisenschrittchen. Der Dachboden aber, ich gebe es gerne zu, hat sich nicht verändert. Es gibt dazu einen Punkt auf meiner Projektliste und es gibt eine Sammlung mit Ideen, was ich mit den Sachen mache. Bisher ist es nicht zur Umsetzung gekommen. Jedoch habe ich diesen Streit aus meinem Kopf auf das Papier verlagern können. In jeder wöchentlichen Sitzung frage ich mich „Ist es Zeit, den Dachboden aufzuräumen, diese Woche?" – „Nein", entscheide ich dann und verlege es auf die „später, vielleicht irgendwann" Liste. Aber, wie soll ich sagen, dadurch, dass ich diese Entscheidung aktiv treffe und es nicht nur unerledigt hinten runterfällt, beschuldige ich mich nicht für das Nicht-Aufräumen des Dachbodens. Es war bisher nicht wichtig genug. Das Wichtigste ist, dass ich das entscheide. Ich nehme das Steuer in die Hand, setze Prioritäten. Und seitdem mache ich mich nicht mehr klein dafür. Auch mein innerer Dialog ist friedlicher geworden. Das ist eine große Erleichterung.

Wie funktioniert dieser innere Dialog und wie können wir ihn gestalten? Das ist das Thema im nächsten Kapitel. Das innere Team ist eine Metapher für den Umgang mit sich selbst und der Vielzahl an inneren Stimmen.

Vom Umgang mit inneren Kritikern

So gut man sich auch mit sich anfreundet und sich kennen lernt, die Inneren Kritiker[19] bleiben. Es ist vielleicht so, als ob man mehr Räume in dem großen Haus erschließt, den Keller ausbaut und den Dachboden entrümpelt und gemütlich einrichtet. Jedoch bleibt alles bestehen: das Verhaltensmuster, mich selbst zu beschimpfen, die kritischen Stimmen, die mein Handeln, meine Fähigkeiten, mein Urteilsvermögen und vieles andere an mir wie z. B. sogar meine Vorlieben in Frage stellen. Wenn man bewusst daran arbeitet, ist man weniger von ihren beschwörenden oder bedrohenden Worten gefangen, lernt, sie besser zu parieren. Und dann kommt doch ein Tag, an dem alles gefühlt „den Bach runtergeht", an dem man sich nur mit einer großen Tafel Schokolade in ein Loch verziehen und am liebsten niemanden sehen und niemandem zuhören möchte.

Brené Brown (Brown, 2012, S. 66) hat dafür ein schönes Bild verwendet, das ich mir hier ausleihen möchte. Sie

---

[19] Ein sehr empfehlenswertes Buch zum Thema „Innere Kritiker" ist das Buch „Den Inneren Kritiker zähmen" von Angelika Rohwetter. (Rowetter, 2015)

beschreibt ein Gespräch mit einer engen Freundin, in dem sie von Selbstvorwürfen berichtet und die Freundin antwortet nur „Ach, was erzählen Dir denn Deine Gremlins[20]?" Scham und Schuld nimmt man die Macht, wenn man das Geschehen in Worte fasst, es aus der dunklen Ecke herauszieht und ihm einen Namen gibt.

Jetzt, während ich das Buch schreibe und das Manuskript ziemlich gewachsen ist, begegnen mir des Öfteren unfreundliche Stimmen in meinem Kopf. Sie geben mir ein schlechtes Gefühl, stellen die Qualität meiner Arbeit in Frage: "Wird überhaupt jemand das lesen wollen, was Du schreibst? Weißt Du genug, kannst Du genug, um ein gutes Buch zu schreiben? " . Sie plappern und reden durcheinander. Der Zweifel wächst in mir, die Angst vor dem Scheitern. Wenn ich versuche, dagegen anzusprechen, zu argumentieren, schwillt es zu einem Chor an, dessen Echo unablässig in meinem Kopf hallt. Ich klappe mit einem Knall den Laptop zu und räume die Küche auf. Da sehe ich wenigstens direkt ein Ergebnis und es holt mich zurück auf den Teppich.

Wie kann ich mit diesen Stimmen umgehen? Angenommen, sie wollen nur mein Bestes: Ich sitze im Auto und die Tankanzeige warnt mich davor, dass bald der Tank leer wird. "Geh bitte bald tanken" würde das Tanklicht sagen, wenn es eine Stimme hätte. So lautet die neutral-freundlich formulierte Botschaft. Oder vielleicht "Beeil Dich, tanken zu gehen". Je

---

[20] Wer sich nicht an den Film *„Gremlins"* erinnert, das sind niedliche flauschige Pelzwesen, die sich in Monster verwandeln, wenn man sie nach Mitternacht füttert.

nach „Stimmungslage" meines Tanklichtes könnte es mich auch anpflaumen „Nun geh schon endlich Tanken, Du Knödel!" oder „Bist Du denn zu blöd, zu sehen, dass Du endlich tanken gehen musst?". Das Spektrum ist vielfältig. Vielleicht siehst Du schon, worauf ich hinauswill. Das Tanklicht hat eigentlich keine Stimme. Es leuchtet nur auf, um mir etwas mitzuteilen, mich zu warnen. Ich habe in unserem Gedankenspiel verschiedene sprachliche Färbungen ausprobiert. Der sachliche Inhalt der Botschaft war immer der gleiche, die Art WIE es klingen würde unterschied sich jedoch maßgeblich.

Jetzt stelle ich mir vor, meine unfreundlichen inneren Stimmen sind wie die Tankanzeige, eben nur ein Licht. Was wollen sie mir sagen? Einen Sinn oder eine sachliche Botschaft werden sie schon haben. Wenn niemand mein Buch lesen möchte, wäre das eine große Enttäuschung für mich -- so viel Arbeit wie ich da reingesteckt habe. Vielleicht wollen sie mich darauf hinweisen, das Stil und Qualität wichtig sind.

Das Tanklicht zeigt uns ein (mögliches) Problem auf. Von Thun spricht den inneren Widersachern auch im Kern eine gute Absicht zu (Thun, 1998, S. 176). Ich sage bewusst „mögliches Problem", denn es ist nicht immer der Fall, dass die Botschaften wirklich vor einer realistischen Gefahr warnen. Was machen wir mit der Botschaft? Ist es ein Problem? (ja/nein) Wenn es ein Problem ist, wie kann ich es lösen? Und die Antworten auf diese Fragen zu finden, ist der wichtigste Schritt! Denn so komme ich aus der passiven Ecke heraus. Ich überlege, wie ich meine Fähigkeiten einsetzen kann. Ich mache mich kompetent und handlungsfähig (ob ich alle

Lösungsvorschläge umsetzte, ist eine andere Frage) und gebe mir Raum für Selbstwirksamkeit. Ich verlasse die Opferhaltung und zeige Mut, Neues auszuprobieren.

Zusammenfassung:

Wenn es Dir hilft, schreib auf, was die Inneren Kritiker zu Dir sagen. Stell Dir selbst viele Fragen. So fällt es auch leichter, die sachliche Botschaft herauszuschälen. Wenn Du die Signallampe gefunden hast, versetze Dich in sie hinein: Was will sie Dir sagen? Worauf will sie Dich aufmerksam machen? Wo will sie Dir (aus ihrer Sicht) helfen? Wenn Du das herausgefunden hast, hast Du schon mal sehr viel erreicht! Bewerte das Signal in der Situation: Stellt es für Dich ein Problem dar, das Du jetzt lösen solltest? Der nächste Schritt ist dann, sich mögliche Lösungen zu überlegen. Was könntest Du tun? Hierzu möchte ich dir alle Übungen unter der Rubrik „Innere Konflikte lösen" (S. 175) ans Herz legen. Schau mal durch, ob etwas für Dich dabei ist.

Doch wie kann man konkret mit der inneren Vielfalt und dem Stimmenchaos umgehen? Oft ist es nicht nur eine Signallampe, die blinkt, sondern es sind mehrere gleichzeitig, also ein Wirrwarr von verschiedenen Stimmen, die durcheinanderreden. Der Ansatz des inneren Teams bietet dafür ein kraftvolles Werkzeug.

Das innere Team oder wie werden innere Kritiker zu Ratgebern

Das Persönlichkeitsmodell und die Methode des inneren Teams wurden von Friedemann Schulz von Thun entwickelt. Jede Stimme in mir, jedes Gefühl, jede Empfindung ist ein Mitglied des inneren Teams. Von Thun schlägt vor, erst die Botschaft zu analysieren und dann einen passenden Namen dafür zu finden. Ein Mitglied hat eine Botschaft (diese muss nicht verbal sein). Dahinter kann sich auch ein Bedürfnis verstecken, ein Wunsch, eine Befürchtung ... Es hilft, diese Botschaft in Worte zu fassen, um sie griffiger und verständlicher zu machen. Danach sucht man nach einem Namen für diese Figur oder ein Symbol oder eine literarische Figur. Von Thun schlägt vor, hier ruhig humorvolle Namen zu wählen (z. B. die „Frau Nasevoll" oder „die Eilige", „der Misstrauische" usw. (Thun, 1998, S. 42)). Es gibt verschiedene Arten von Teammitgliedern, laute und leise, „Frühmelder und Spätmelder" (Thun, 1998, S. 28), Willkommene und Unwillkommene. Frühmelder kommentieren direkt, Spätmelder brauchen ein paar Stunden oder Tage, bevor sie sich äußern. Unwillkommene Stimmen sind einem vielleicht peinlich oder unangenehm. "Selbstakzeptierung beginnt gerade mit dem Willkommenheißen dieser schwarzen Schafe" (Thun, 1998, S. 28).

Im Alltag gibt es viele Konflikte zwischen den Teammitgliedern. "Das innere Team ist das Entwicklungsziel, der 'zerstrittene Haufen', oft der reale Ausgangspunkt " (Thun, 1998, S. 29) Das Ich (der Mahoud), nach von Thun das

„Oberhaupt" (Thun, 1998, S. 109) hat eine schwierige Rolle: zu moderieren, zu integrieren, abzugrenzen, nach außen zu kommunizieren. Er verwendet auch das Bild des Trainers, Regisseurs, oder Moderators, Befehlshabers oder das eines Dirigenten (Thun, 1998, s. 110)

Alle Teammitglieder sind miteinander in Kontakt und kommunizieren, reagieren aufeinander. Thun spricht vom „inneren Betriebsklima" (Thun, 1998, S. 119), um den Ton der Stimmen untereinander und die Stimmung in meinem Ich, also im inneren Team zu beschreiben. Es ist auch Aufgabe des Oberhaupts, für einen respektvollen Umgang im Inneren Team miteinander zu sorgen. Dies ist bei weitem keine leichte Aufgabe.

Wie reagiert man im Alltag nach dem Modell des inneren Teams? Der erste Schritt ist, die inneren Stimmen wahrzunehmen und ihnen Gehör zu verschaffen, ihre Botschaft zu formulieren und ihnen Namen zu geben oder alte Bekannte zu begrüßen. Es geht im nächsten Schritt darum, das Thema zu erkennen, dass sich hinter ihrem Handeln verbirgt. Das Oberhaupt moderiert und gibt Struktur, sorgt dafür, dass ein aufkommender Streit nicht eskaliert. Wenn genug Zeit und Ruhe da ist, kann man die inneren Stimmen zu einem freien Dialog und zum Brainstorming anregen. Das Oberhaupt nimmt sich dann essenzielle Teilstücke heraus.

Wie reagiert man nach außen hin? Von Thun schlägt vor, um Bedenkzeit zu bitten und eine Teamkonferenz durchzuführen, in der man den unterschiedlichen Stimmen zuhört und sie reden lässt. Eine „Integrierte Zusage" (Thun, 1998, s. 97) ist, wenn man die Kernaussagen verschiedener Stimmen zusammenfügt und z. B. eine Bedingung an die Zusage knüpft oder eine Absage mit einem Gegenangebot verbindet.

Wir können hier nicht das gesamte Werk von von Thuns wiedergeben. Es ist sehr umfangreich und detailliert und eine unterhaltsame Lektüre für den, der ein tieferes Interesse bekommen hat.

Mir gefällt dieser Ansatz, weil er losgelöst ist von der Lebensgeschichte und trotzdem alle Aspekte meiner Person mit einbezieht. Der innere Kritiker ist auch nicht direkt mein Feind, den es zu zähmen gilt. Denn im Kern beinhaltet er eine gute Absicht.

Wie hilft uns dieses Bild des inneren Teams oder der inneren Theaterbühne dabei, „wertvoll" zu werden? Integrieren wir die inneren Stimmen und gelingt uns eine Kommunikation, so schaffen wir (nach Lösen der Konflikte) Harmonie. Wir nehmen Zweifel ernst und beobachten leise, gerne unter den Teppich gekehrte Bedürfnisse. Wir sind das Oberhaupt oder die Königin und moderieren, gestalten und leiten. Manchmal können plötzlich ungeahnt kreative Stimmen aus der Versenkung hervorkommen. Das Problem des Dachbodens löste sich dann Schritt für Schritt, als ich begann abgetragene Kinderkleidung und Spielsachen im Internet zu verkaufen.

Ich bin (im Idealfall) die Königin (oder der König) und ich habe einen Stab an Ratgebern, meine Minister. Jeder Minister hat sein Ressort und ist Experte auf diesem Gebiet, kennt viele Details und bringt eine bestimme Perspektive mit. Aber es sind nur meine Minister. Daran muss ich sie von Zeit zu Zeit immer wieder erinnern. Es gab Machtkämpfe. Der Verteidigungsminister, auch der eiserne General genannt, putschte und übernahm die Herrschaft. Es war eine Zeit der Tyrannei und viel Arbeit, ihn abzusetzen, ihn auf seinen Platz zu verweisen und wieder den Respekt zwischen meinen Ratgebern und mir herzustellen. Dieser Ansatz gibt mir die Möglichkeit, in mir selbst einen harmonischen Zusammenklang und eine angemessene innere Kommunikation zu erreichen.

Umgang mit inneren Widersachern

„Das Selbstbild das wir […] haben ist nicht nur ein Bild davon, wer wir sind, sondern auch wer wir sein möchten und sein sollten." (Bieri, 2013) . Positiv gesagt, ist das ein Wegweiser, kritisch gedeutet, ist es der Anspruch, wie wir uns formen wollen und wo wir uns hingedrängt fühlen.

Wie können wir konkret mit unseren inneren Kritikern umgehen? Von Thun beschreibt das in ein paar Schritten: (Thun, 1998, S. 180)

1. Die Identifikation des Bösewichts (Quälgeists) macht aus der (oft non-verbal-mächtigen) grauen Eminenz einen greifbaren Täter, der mit dem Steckbrief dingfest gemacht werden kann (vgl. Übung 6).

2. Zunächst durch Identifikation („Er ist ein Teil von mir!"), dann durch Desidentifiktaion („Er ist nur ein Teil von mir!") befreit sich das Oberhaupt aus der Belagerung und gewinnt an Steuerungsfähigkeit.
3. Statt einer weiteren Bekämpfung des „Bösewichts" wird seine Funktion und Leistung im Gesamtzusammenhang des Systems ermittelt und gewürdigt (Unterscheidung von Absicht und Methode).
4. Die Suche nach heilsamen Gegenspielern ermöglicht schließlich eine Teamentwicklung. [...] Der innere Widersacher verliert seine Feindqualität endgültig und steuert, anders als zuvor, seinen wertvollen Beitrag bei.

Weitere Tipps, wie Du besser mit Dir selbst klarkommen kannst, findest Du im letzten Kapitel. Besonders möchte ich das Mantra erwähnen (vgl. Ein Mantra, S. 160) und die anderen Übungen unter der Überschrift „Um ruhiger zu werden in mir:" (S. 157). Sie helfen, aus dem automatisierten Gemotze der inneren Stimmen auszubrechen.

Schauen wir abschließend, inwiefern der Ton die Musik macht oder wie Du Frieden schließen kannst in Dir.

Auf dem Weg zu einem guten Kontakt mit mir selbst

Sagen wir, Du bist es gewohnt, Dich nicht sehr nett zu behandeln. Der Mahut schlägt und beschimpft den Elefanten. Der Elefant empfindet eine Mischung aus Angst und Zorn dem Mahut gegenüber. In Dir herrscht viel Spannung und eine Art „Kriegszustand". Dann wäre der erste Schritt vielleicht, eine Art Waffenstillstand mit Dir selbst zu schließen. Die beiden Parteien versprechen sich, sich nicht mehr zu bekriegen. Die Waffen (und die Beschimpfungen) sollen schweigen. Das kann schwer zu erreichen sein und es kann sein, dass man den Waffenstillstand immer wieder neu verhandeln muss. Es kann helfen, mit kurzen Waffenruhen anzufangen, z. B. während man spazieren geht oder vor dem Einschlafen, soll eine friedvolle Stimmung herrschen. Hierbei helfen könnten die Übungen Ein Mantra, S. 159 oder

Am Ring drehen, S. 159

Im nächsten Schritt schaut man sich alte Erlebnisse an. Stell Dir vor, Du gehst mit einer Freundin Kaffee trinken und Du erzählst ihr davon. Die gewünschte Perspektive ist der Blick Deiner Freundin und die Bewertung oder Antwort, die Dir Deine Freundin geben würde. Dieser Perspektivwechsel bedeutet in erster Linie, dass Du Dir mit Mitgefühl begegnest und Dich weich und wohlwollend bewertest. Es ist in Ordnung, müde oder verletzlich zu sein. Man fällt mal durch eine Prüfung und ein gewählter (Berufs)-Weg kann sich als unhaltbar herausstellen.

An dieser Stelle möchte ich Dich vor falschem Positivismus warnen. Barbara Ehrenreich hat in ihrem Buch (Ehrenreich, 2011, ss. 8-10)[21] ein sehr extremes Beispiel gegeben, nämlich dass sie ihre Krebsdiagnose als eine „Gabe" sehen sollte, als ein „Geschenk". Alle Aussagen wie „Du schaffst, das schon, streng Dich etwas mehr an. Keine Müdigkeit vortäuschen", können irreführend sein. Wenn jemand sagt „Na, stell Dich nicht so an, anderen geht es viel schlechter als Dir, sie haben es viel schwerer!", sei vorsichtig! Warum? Es handelt sich hier um eine Rationalisierung, die dich von dem eigentlichen Problem ablenkt und es versucht zu verschleiern. Ehrenreich schlägt im Gegenzug vor, die Sache kritisch zu hinterfragen und nicht blind diesem Aufruf zu folgen. Der innere Glaubenssatz, eine Krebsdiagnose als ein Geschenk sehen zu müssen, erzeugt aus gutem Grund viel inneren Druck und Widerstand.

Angenommen Du hast wie Louise festgestellt, dass die Weiterbildung doch nicht das Richtige für Dich ist und dass Du im Moment nicht genug Kraft hast, sie durchzustehen. Dann hast Du eine Grenze in Dir entdeckt. „Komm, nimm es sportlich!" und Ähnliches, würde bedeuten, diese Grenze zu übergehen, nicht wirklich auf Dein Bedürfnis zu hören[22]. Dein Mahut würde den Elefanten wieder schlagen, damit dieser sich in Bewegung setzt. Kurzfristig hast Du einen Fortschritt erzielt.

---

[21] Der englische Originaltitel ist „Smile or Die" (ISBN : 1847081738)

[22] Hier muss man jedoch deutlich abgrenzen. Es geht mir um schwerwiegende Themen und ein wiederkehrendes inneres Nein. Es geht mir um das Erspüren und Wahrnehmen von inneren Widerständen. Es geht aber, z. B. nicht darum, den Abwasch nicht zu machen, weil man gerade keine Lust darauf hat.

Langfristig jedoch zahlst Du auf das Wut- und Ärgerkonto des Elefanten ein und nimmst einen viel zu hohen Summe vom Vertrauenskonto des Elefanten herunter. Du bezahlst höhere Preise für diese Ausbildung mit Deiner Freude und Energie, weil Du die inneren Widerstände immer wieder neu überwinden musst. Folgen wir Svend Brinkmanns Rat (Brinkman, 2015)[23] , uns im Zweifelsfall auf das Negative im Leben zu konzentrieren und diesen Dingen wirklich Aufmerksamkeit zu schenken. Wir sollten diesen Stimmen in Ruhe zuhören. Was sagt Dir dieses nagende Gefühl in Dir? Dieser immer wiederkehrende Unmut, wenn es z. B. um die Ausbildung oder das Studium geht? Die Eltern meiner Freundin werden älter, alle Kinder sind schon lange ausgezogen, aber sie wohnen nach wie vor in dem großen Haus mit vielen Treppen und dem großen Garten. Ist das für sie passend und stimmig? Genießen sie den Garten oder macht er zu viel Arbeit? Setz den nein-Hut auf und höre Dir einfach mal zu. Damit ist gemeint, bewusst eine ablehnende Haltung einzunehmen. Dem Spiegel und auch der Wahrheit ins Gesicht zu sehen. Nimm die Warnungen und Bewertungen Deines Bauchgefühls ernst! Treib Dich nicht blind an und folge keinem falschen Ehrgeiz!

---

[23] Der deutsche Titel ist „Pfeif drauf!: Schluss mit dem Selbstoptimierungswahn" (ISBN: 3426214407)

Die Gedanken „lenken" -- Wie rede ich mit mir selbst?

Was kann man konkret tun, wenn die inneren Kritiker immer und immer wieder ihr Mantra wiederholen? Was kann man tun, wenn das Kind nur schreit „Nein, ich will keinen Schneeanzug, nein, ich will keinen Schneeanzug!", wenn alle sich anziehen müssen an einem Wintermorgen, um aus dem Haus, zum Kindergarten und zur Arbeit zu gehen?

Zum einen ist es immer wieder die Frage, wie ich mit mir rede. Unsere inneren Stimmen sind gut darin, alles über einen Kamm zu scheren. Eigentlich sind der Mahoud und der Elefant eins, ich habe dieses Bild verwendet, um unseren Umgang mit uns selbst zu veranschaulichen. „Die Vorstellung, dass wir ein abgetrenntes Selbst hätten, verstärkt die Tendenz sich unzureichend zu fühlen", schreibt Agneta Lagercrantz (Lagercrantz, 2014, S. 126). Die voreilige Schlussfolgerung unserer inneren Stimmen besteht meist in einer direkten Bewertung unserer ganzen Person in Bezug auf ein schlechtes Ergebnis. Louise erzählte mir davon, etwas später, nachdem sie ihre Ausbildung abgebrochen hatte. Es begann damit, dass sie eine Hausarbeit nicht bestanden hatte. Solche Gedanken wie „Ich habe das nicht geschafft, ich bin schlecht", begleiteten sie viele Tage und Wochen danach. Was ist das Muster dahinter? Ich beschuldige mich selbst. Ich mache mich nieder.

Die darauffolgende Klausur wurde leider auch keine gute Note. Ihre Stimmen kamen zurück, mit einem lauteren, nicht endenden Singsang: „Warum klappt das nie? Warum kriege ich das nicht hin?". Louise blockierte sich selbst, gab sich die Schuld für ihr Scheitern. Je mehr sie sich verantwortlich machte, desto schlechter ging es ihr. Es ging soweit, dass sie vor Angst und Stress, nicht schlafen konnte, und sich schließlich professionelle Hilfe suchte.

So lernte sie, nach und nach anders mit sich zu reden, sich neben sich zu stellen und eine andere Perspektive einzunehmen. Sie stellte sich und ihren Stimmen Fragen: „Was blockiert mich? Was verhindert, dass ich eine gute Note schreibe oder die Klausur bestehe?". Vorbereitet hatte sie sich; das war keine Frage. Es fiel ihr zunächst nicht leicht, sich neben sich zu stellen. Aber es half ihr, aus der Blockade herauszukommen und andere Antworten zu finden.

Wenn man solche „negativen Mantras" entdeckt, also Stimmen, die sich wiederholen, dann kann es sehr helfen, diesen Kreislauf zu unterbrechen. Man kann versuchen, diese negativen Mantras zu ersetzen. Bei mir war der Satz „du bist ja dumm!" so ein gewohntes negatives Mantra. Er kam und kommt immer und immer wieder sobald ich etwas vergesse, eine nicht so kluge Antwort gebe oder den falschen Schlüssel ins Schloss stecke. Ich habe mir ein Spiel daraus gemacht, ihn zu ersetzen (vgl. „Beschreibe die beste Version von Dir selbst in 3-5 Worten:", S. 172). Dann kann ich z. B. zu mir selbst sagen „Nein, du bist gut / hübsch / müde" oder was eben gerade passt. Andere Übungen, um solche automatisierten Muster zu unterbrechen sind „Am Ring drehen" (vgl. S. 159) und „Ein Mantra" (vgl. S.160)

Wertvoll bleiben

Das innere Gefühl, wie wertvoll ich mich wahrnehme, ist bei mir auch oft eine Beschreibung meines inneren Zustandes, also ein Echo davon, wie es mir geht. Meist merke ich das an den eher schwierigen Tagen. Das sind eigentlich auch die interessanten Tage, denn gerade dann können wir lernen, freundlicher zu uns zu sein und uns gut zu behandeln.

Es war so, als ich auf Jobsuche war und wieder eine Absage von einer Firma bekam, für die ich wirklich gerne gearbeitet hätte. Ich hatte mich auch hier durch eine Reihe Interviews gefressen und war schon fast am Ende des Prozesses angelangt. Dann bekam ich eine E-Mail, die mir freundlich und bedauernd mitteilte, dass man sich doch für einen anderen Kandidaten entschieden hatte. Ich fühlte mich enttäuscht und sehr erschöpft, sehr frustriert, sehr hoffnungslos und um ehrlich zu sein, alles andere als wertvoll!

Was kann ich an einem solchen Tag tun? Für mich gibt es meist zwei Wege. Zum einen kann ich mich erstmal auf das Sofa setzen und mir einen heißen Kakao machen. Zum anderen kann ich versuchen, mir andere Erfolge zu verschaffen.

Die erste Strategie funktioniert nicht immer so leicht. Die äußeren Umstände spielen stark hinein. Ich habe einfach nicht die Zeit und die Ruhe, mich in mein Schneckenhaus zurückzuziehen, wenn ich es brauche. Wenn ich es versuche, klopft nach kurzer Zeit ein Kind an, „Mamma, darf ich auch rein kommen?" Ein anderes Problem ist es, die negativen Gefühle wirklich an sich heranzulassen. Das muss man sich erst mal trauen. Als ich die Absage bekam, war ich zunächst froh um den üblichen Trubel und die damit verbundene Ablenkung.

Manchmal klappt es aber doch. Wenn ich kann, nehme ich die Kinder mit ins Schneckenhaus. Wir machen einen „Falschrumtag", an dem man sich mitten am Tag einen Schlafanzug anzieht und dann den Nachtisch zuerst essen darf (Glaube mir, die Vierjährigen lieben das!) Wir machen uns Popcorn und schauen die „Sendung mit der Maus", auch, wenn draußen die Sonne scheint. Die Investition ist eine Portion Humor und das Loslassen der Bewertung. Die Kinder sind oft voll dabei und es gibt eine große Dividende Freude.

Die zweite Strategie geht nach dem Prinzip "Jetzt erst recht!". Ich stelle mich also selbst auf eine Bühne und zähle eine lange Liste mit meinen Taten und deren Ergebnissen auf: Ich proklamiere was ich erreicht habe. Ich berichte aber auch, was mir geschehen ist und dessen Ergebnis. Wie bei einer Talentshow im Fernsehen, darf das Publikum (meine Inneren Kritiker) bewerten, ob der Kandidat (also ich) mit Tomaten beworfen wird oder den Hauptpreis gewinnt. Ich muss eine hohe Punktzahl erreichen und vor allem den vorherigen Punkteverlust ausgleichen. Aus dem Grund muss der Misserfolg mit Erfolgen aufgewertet und überboten werden. Das kann funktionieren, führt im Extrem aber leicht zu blindem Aktionismus. Es lenkt ab, es gibt mir die Antriebskraft aus der Frustration heraus Neues zu tun. Es geht um Ablenkung durch das Gefühl, in diesem Moment etwas Sinnvolles zu tun. Die Einstellung "Jetzt erst recht" hat schon dazu geführt, dass dann die Küche sauber blitzend aufgeräumt war (15 Minuten lang, bis die Kinder reingetrampelt kamen und der erste Becher mit Milch umkippte...), dass Tüten mit Kleidung aussortiert wurden oder der Recyclingmüll (bevorzugt Glasflaschen) in den Container gebracht wurden. Das Motto „Jetzt erst recht!" hat mich aber auch dazu bewegt, neue Bewerbungen zu schicken. In der Zeit, bevor ich Paul traf, beim Onlinedating hatte ich eine Quote, neue Typen zu kontaktieren. Mir hat diese Strategie viel geholfen und ich verwende sie nach wie vor oft. Ich sehe jedoch einen Haken damit, es führt leicht zu „höher schneller weiter", d. h. den Misserfolg überbieten und übertrumpfen. Die Nachteile dieser Strategie sind: Pause machen darf ich nicht, das Gefühl von Verletzlichkeit wird übertüncht, so gut es geht.

Die Beziehung zu mir selbst und der freundliche Umgang mit mir ist ein fortlaufender Prozess. Jeden Tag und jeden Moment gilt es zu gestalten. Neu zu erfinden. Es ist nicht leicht. Mal gelingt es mir besser, mal gelingt es mir auch gar nicht. Ich übe und trainiere. Das Ziel ist die Stabilität oder Tiefe der Beziehung zu mir selbst, die vielleicht mit einem Muskel verglichen werden kann: Durch viele Wiederholungen wird sie stärker und stärker wird. Vergiss nicht, was Du schon erreicht hast. Genieße die Aussicht wie Sisyphos auf dem Berg.

Was ich Dir mit auf den Weg geben möchte ist:
Lass Dich nicht entmutigen. Entdecke Dich als wertvoll! Immer und immer wieder aufs Neue! Glaube an Dich, begegne Dir, wie Deiner besten Freundin. Du bist wertvoll, bleibe wertvoll. Denn Du bist der wichtigste Mensch in Deinem Leben!

Übungen und Gedankenimpulse

Auf meinem Weg habe ich viele Schritte vor und zurück gemacht, der Weg war kurvenreich und am Ziel angenommen, bin ich immer noch nicht. Im Folgenden habe ich Übungen und Gedankenimpulse zusammengestellt, die mir geholfen haben und die mir als sinnvoll erscheinen. Sie können Dir helfen, Dich mit Dir selbst zu befassen und neue Dinge für Dich auszutesten. Es ist auch ein Weg, um aus dem passiven Lesen ins aktive Reflektieren zu kommen und sich selbst neu zu bewerten. Es sind Anregungen. Sie sind in sechs verschiedene Themengebiete aufgeteilt.

1. Zuerst kommen einige Kniffe, um sich der **Dankbarkeit** anzunähern. Die Dankbarkeit ist ein wichtiger Baustein, da sich ein Bewusstwerden von kleinen Dingen helfen kann, den Fokus zu ändern und den Blick zu heben.

2. Der zweite Teil befasst sich mit **innerer Ruhe**. Ich stelle mir oft eine Wasseroberfläche vor. Wie komme ich dahin zurück? Das ist für mich oft die größte Schwierigkeit, gerade in einem vollgepackten Alltag mit Arbeit und Kindern und wenig Stille.

3. Wir haben gesehen, dass **die eigenen Bedürfnisse** ein wichtiger Schlüssel sind, um eine bessere Beziehung zu sich selbst aufzubauen. Der erste Schritt besteht oft darin, sie wahrzunehmen, im Hier und jetzt oder im Nachhinein. Diese paar Übungen können dir dabei helfen.

4. **Entscheidungen** zu treffen ist für mich kraftraubend. Nagende Gedanken habe ich oft darauf zurückgeführt, dass ich solche aufschiebe und mich nicht traue, „Hü" oder „Hott" zu sagen.

5. Leider kann man keinen Spiegel kaufen, der einem alle seines **Selbstbilder** offenbart. Aber hier findest Du vielleicht ein paar Werkzeuge, um einen kurzen Blick auf Deine Selbstbilder zu erhaschen und diese auch etwas anders nachzuzeichnen.

6. Zuletzt geht es schließlich darum, **innere Konflikte** aufzudecken und sich einer möglichen Lösung anzunähern.

Schau, was zu Dir passt und was Dich anspricht, probiere aus und teste.

1. Dankbarkeit und sich selbst loben

Wie schwer fällt es uns, uns selbst zu loben oder eigene Erfolge zu feiern! Die Dankbarkeit ist in der Selbsthilfeliteratur ein großes Thema. Sie hilft, den Fokus auf das Positive zu richten und so andere Perspektiven zu schaffen. Beide Aspekte, Dankbarkeit und eigene Erfolge feiern, sind eine Übungssache und eine Gewohnheit. Man kann klein und schrittweise anfangen. Vor allem die Übung „das gute Buch" wird auch zum Training der positiven Selbstwahrnehmung empfohlen.

Steinchen in der Hosentasche

Dies ist ein kleines Spiel, um Dir bewusster zu werden, was alles Schönes in Deinem Leben geschieht. Es gibt viele Varianten davon, ich habe diese von dem Blogg UrBestSelf (Rockmann, 2021), den ich gerne lese. Steck Dir am Morgen eine Handvoll kleine Gegenstände in die rechte Hosentasche. Es können Murmeln sein, Knöpfe, kleine Steinchen oder Legosteine. Jedes Mal, wenn Du etwas Schönes siehst oder etwas Positives erlebst, steckst Du ein Steinchen von der rechten in die Linke Hosentasche. Am Abend kannst Du die Steinchen zählen und dich an alle schönen Dinge erinnern, die Du tagsüber erlebt hast. Du kannst auch ein Armband benutzen, das du immer von dem einen Arm an den anderen Arm wechselst, wenn Du für etwas dankbar bist. Der Nachteil des Armbandes ist, dass Du am Abend keine Auswertung machen kannst. Die Handbewegung, egal ob mit Armband oder Steinchen, dient auch dazu, Dir das Positive bewusster zu machen, während Du es erlebst.

Dankbarkeitstagebuch

Es gibt viele verschiedene Möglichkeiten, Tagebuch zu schreiben, ganz frei oder mit Hilfe einer Art Fragebogen. Weiter hinten gibt es eine ähnliche, etwas ausführlichere Übung. Dies ist eine Kurzfassung, die ich gerne im Alltag verwende. Meist ist sie für mich der Abschluss meiner Reflektion am Abend. Aber das steht jedem frei.

Ich verwende zwei Überschriften: „Dankbar für" und „Gedanken". Unter jede Überschrift schreibe ich drei bis vier

Punkte. Manchmal fällt mir scheinbar gar nichts ein und ich lege das Buch schon weg. Dann kommen die Gedanken ins Rollen und ich stehe manchmal sogar wieder aus dem Bett auf, um sie zu notieren.

Unter „Dankbar für" sammele ich kurze Stichpunkte, über positive Erlebnisse oder wichtige Momente, die sich im Laufe des Tages ereignet haben. Beispiele sind: Eine Freundin hat sich nach langer Zeit wieder gemeldet, das hat mich gefreut. Der Kaffee nach dem Mittagessen hat gut geschmeckt und mir Ruhe gegeben.

Unter „Gedanken" notiere ich Fragen, über die ich nachdenke, wichtige Erkenntnisse, Entscheidungen, die getroffen werden müssen. Allgemein gesprochen, Dinge, die ich nicht vergessen möchte.

Es ist ein einfaches und kurzes Ritual, um den Tag abzurunden und Ruhe zu finden. Es hat mir geholfen, die Stimmen in mir zu besänftigen, die mich auffordern, noch dieses und jenes zu erledigen, diese eine Sache noch schnell fertig zu machen und außerdem dieser letzten Frage noch hinterherzurennen.

Inventur meiner Besitztümer

„Wenn die Grundbedürfnisse gedeckt sind, so könnte man sagen, dass der Unterschied zwischen Armut und Reichtum die Dankbarkeit ist, die wir für unsere verschiedenen Besitztümer haben", schreibt Vicki Robin (Vicki Robin, 2008) und schlägt folgende Übung vor: Mache eine Inventur von all Deinen Besitztümern. Schaue in jedes Schrankfach und in jede Schublade. Es geht nicht darum, den Dingen einen materiellen Wert zuzuordnen. Erinnere Dich daran, wie die Gegenstände in Dein Leben gekommen sind, welchen Zweck sie erfüllen oder woran sie Dich erinnern.

Das gute Buch

Mia Törnblom sieht diese Übung „das gute Buch" als Jogging für die Seele (Törnblom, 2011, s. 47). Es ist eine Form von Tagebuch mit vier kurzen Fragen. Es hilft Dir, den Tag auszuwerten, aber auch Dir selbst Raum für Träume und Wünsche zu geben. Es kostet Dich ein paar Minuten Zeit abends. Für mich ist mein Tagebuch ein treuer Begleiter und wenn mir etwas einfällt, ziehe ich es heraus und schreibe es auf. Gerade die Rubrik „wonach ich mich sehne / was brauche ich" ist für mich besonders kraftvoll.

Die vier Fragen oder Rubriken sind:

- Weniger gut / ich möchte verändern oder verbessern (für Fortgeschrittene, wenn Du bereit bist, nimmst Du diesen Punkt mit hinzu).
- Gut
- Darüber bin ich froh oder dankbar
  Danach sehne ich mich / dafür brauche ich Hilfe / das brauche ich.

Gut: Hier schreibst Du das auf, was heute für Dich gut war. Aber der Fokus liegt bei Dir. Was hat gut geklappt? Worauf bist Du stolz? Was hast Du erreicht? Welche Erfolge kannst Du verbuchen?

Es kann schwer sein, sich selbst Lob zuzuschreiben. Versuch es mal, das Papier bewertet Dich nicht. Es wird immer leichter mit der Zeit.

Darüber bin ich froh / dankbar für: Man kann gar nicht genug betonen, wie wichtig es ist, immer wieder dieses tiefe Gefühl von Dankbarkeit und Freude zu finden, über das, was wir haben. Wenn wir aufmerksam sind, merken wir erst, wie viel wir haben und dass wir zu leicht Dinge als gegeben ansehen. Deshalb ist es gut, Dankbarkeit zu üben und öfter den Fokus auf die Freude zu lenken.

Danach sehne ich mich / dafür brauche ich Hilfe / das brauche ich: Diese Rubrik funktioniert wie eine Vorbereitung auf den nächsten Tag, aber auch als ein Katalysator für eigene Wünsche und Bedürfnisse. Das Wichtige ist, dass wir uns auf Lösungen konzentrieren und nicht in Problemen verhaften. Für sich selbst Verantwortung übernehmen bedeutet auch, um Hilfe bitten zu können. Es ist wichtig, auf eine konstruktive Weise zu schreiben, mit dem Gedanken, was man verbessern und entwickeln will.

Weniger gut / ich möchte verändern oder verbessern: Diese letzte Rubrik fügt man meist erst nach 3-4 Monaten hinzu. Es ist sehr wichtig, dass man erst gelernt hat, wie das „gute Buch" funktioniert und es zu einer Routine geworden ist.

Nimm Dir also jeden Abend (oder mitten am Tag) ein paar Minuten Zeit und schreib! Es wird Dir helfen, Deine Aufmerksamkeit mehr auf Dich und anders auf Dich zu lenken!

2. Um ruhiger zu werden in mir:

Mit Selbsthilfebüchern zum Thema „Gelassenheit" kann man viele Regalmeter füllen. In der Theorie sind die Konzepte leicht erklärbar, in der Praxis aber schwer umzusetzen. Es kostet viel Übung und man muss einen Weg finden, der zu einem selbst passt. Im Folgenden findest Du ein paar Übungen und Denkanstöße zu dem Thema.

Sich das schlimmste vorstellen (Premiditation Malorum)

Diese kleine Übung geht auf die Stoiker zurück, wird aber auch in der kognitiven Verhaltenstherapie angewandt. Sie wird „Premiditation Malorum" genannt und das bedeutet buchstäblich „an das Schlimmste denken" (JuliaWadhawan, 2020). Die Grundidee ist, sich vorzustellen, was in einer Situation alles schiefgehen könnte. Im nächsten Schritt überlegt man, wie man damit umgehen könnte. Dann kann man die Szene in der zweiten oder dritten Person erzählen, als würde man mit einem Freund sprechen, und sich selbst Ratschläge geben. Ein naheliegendes Beispiel ist ein Vorstellungsgespräch. Was könnte alles schief gehen?

1. Ich komme zu spät.
2. Ich habe mich schlecht angezogen.
3. Ich bin zu nervös, um eine Frage zu beantworten.
4. Ich sage etwas Falsches.

5. .....

Was kann ich dagegen tun? Was würde ich mir selbst als Ratschlag geben?

1. Am besten schaust Du am Tag vorher den Weg nach und fährst mit guten Zeitpolster los.
2. Lege Dir deine Kleidung am Tag davor raus. Vielleicht kannst Du eine Freundin bitten, Stilberaterin zu spielen und ihr Bilder schicken von Deinem Outfit schicken.
3. Jeder ist in so einer Situation nervös.
4. Es kann jedem Mal passieren, etwas Falsches zu sagen. Bereite Dich gut vor.
5. ....

Die rosa Seifenblase

Dies ist eine kleine Visualisierungsübung nach (Gawain, 2015, S. 149-150), die Dir helfen kann, etwas in Deinem Leben loszulassen, zu verändern oder zu verbessern. Der Prozess umfasst vier Schritte:

1. Setze oder lege Dich bequem hin, schließe die Augen und atme tief, langsam und natürlich. Entspanne Dich.
2. Stelle Dir etwas aus Deinem Leben vor, das Du gerne loslassen, verbessern oder verändern möchtest. Eine neue Beziehung, die Du dir wünscht, ein Problem auf der Arbeit, das Dich verfolgt. Stelle es Dir vor, als ob es das Ideale schon gäbe, als ob das Problem gelöst sei oder als ob es schon geschehen wäre. Lass es vor Deinem inneren Auge als deutlich möglich

entstehen, erlebe oder fühle es auf die andere (gewünschte) Weise.

3. Visualisiere dann eine rosa Seifenblase. Setze Dein Ziel, Dein Problem oder Deinen Wunsch in die Seifenblase. Rosa ist eine Farbe, die mit dem Herzen verbunden wird. Stell Dir vor, wie Dein Wunschbild von der Seifenblase umschlossen wird. Wenn Dir Rosa als Farbe nicht gefällt, kannst du auch eine andere Farbe wählen.

4. Lass die Seifenblase in Deiner Vorstellung los und schaue ihr nach, wie sie nach oben steigt und im Himmel verschwindet. Das symbolisiert, dass Du das Ganze loslässt.

Am Ring drehen

Gewohnheiten sind Muster im Gehirn, die automatisiert abgespielt werden. Das spart Aufmerksamkeit, Zeit und Energie. Solche Gewohnheiten unterbricht man am besten mit einem motorischen Zeichen. Das ist am besten eine kleine Bewegung, die Du dir vorher überlegt hast. Man kann ein Armband von einer Hand auf die andere wechseln oder man kann einen Ring am Finger umdrehen, einen Stein von einer Hosentasche in die andere packen oder sich an die Nase fassen. Das Zeichen sollte einfach, unkompliziert aber auch recht unauffällig sein.

Wann immer Du ein Verhalten bemerkst, dass du gerne ändern möchtest, führst Du Dein Zeichen aus. Wenn Du Dir zum Beispiel vorgenommen hast, Dich weniger zu beschimpfen in Dir und Dein Zeichen ist, Deinen Ring zu drehen, dann drehst Du immer Deinen Ring, sobald Du bemerkst, dass Du

Dich gerade beschimpfst oder dass Du Dich beschimpft hast. Was in Dir geschieht ist: Du unterbrichst dein gewohntes Verhaltensmuster, Du weckst deine Aufmerksamkeit und Du verwirrst Dein Gehirn, bringst es aus dem Automatismus heraus und weckst es auf. So trainierst Du spielerisch Deine Sensibilität und kannst dann leichter Deine Gewohnheit verändern.

Ein Mantra

Bei dem Wort „Mantra" schwingt etwas Esoterik und Räucherstäbchen mit, man kann es auch als Affirmation bezeichnen. Um genau zu sein ist es eine Formel, die man immer wiederholt und so seine Aufmerksamkeit bewusst auf etwas anderes lenkt. Man kann damit mit einiger Übung auch ein Grübeln abstellen. Ein Mantra muss nicht unbedingt religiösen oder spirituellen Inhalt haben. Eine Formel, die mir gut gefällt ist Vicki Robbins „keine Anklage, keine Schuld" (Vicki Robin, 2008) oder „Ich entscheide mich für Frieden" (Beer, 2019, s. 79). Immer wenn grübelnde Gedanken in Dir aufkommen oder sich eine sehr unfreundliche Stimme meldet, die gar anfängt, Dich anzuklagen und zu beschimpfen, sage Dir Dein Mantra vor. Es kostet etwas Übung, aber mit der Zeit kannst Du so die gewohnten negativen Gedankenketten unterbrechen.

Was kann ich kontrollieren?

Grübeln und Jammern frisst Energie und bringt uns nicht weiter. Diese kurze Übung gibt Anleitung zu einer strukturierten Reflektion des Innenlebens. Sie ist angelehnt an die „Selbstbetrachtungen" des römischen Kaisers Marc Aurel (JuliaWadhawan, 2020). Es sind im Grunde genommen vier Fragen, die es zu beantworten gilt und die einen Rahmen geben, um ein Problem und die dahinterstehenden Gefühle zu verstehen. Diese Fragen geben mir eine gute Perspektive auf das, was ich beeinflussen kann, und das, was in meiner Macht steht. Die Fragen sind:

1. **Die Situation**
2. **Meine Gefühle dabei**
3. **Meine Gedanken**
4. **Was kann ich davon kontrollieren?**

Ein gutes Beispiel ist eine Situation, die mit meinen Schwiegereltern gestern Nachmittag passierte.

1. **Situation:** Sie hatten die Kinder am Nachmittag betreut während Paul und ich unterwegs waren. Sie wandten sich zum Gehen, als wir das Essen fertig hatten und alle sich an den Tisch setzen sollten. Die Oma zog einige Kekse und kleine Rosinenschachteln aus ihrer Handtasche und gab sie Katrin, sie solle das zum Nachtisch unter allen Kindern verteilen.
2. **Meine Gefühle dabei:** Ich stand daneben und kochte vor Wut. Ich fühlte mich gestresst und übergangen. Ich hatte keine Lust auf noch mehr Konflikte mit den Kindern.
3. **Meine Gedanken:** „Warum zum Teufel musst du dem Kind jetzt diesen Kram geben?!? Wir wollen doch essen!!

Ich will nicht noch mehr Ärger mit irgendwelchem Zeug! Nicht noch mehr Süßkram! Wir haben doch auch Essen zu Hause, verdammt noch mal"!

4. **Was kann ich davon kontrollieren?** Meine Reaktion. Möchte ich einen Streit anfangen? Nein. Das bringt nur noch mehr Ärger. Ich schluckte meine Wut herunter. Ich sagte nicht viel zu ihr, nahm Katrin, die alles schon in ihrer Hosentasche verschwinden lassen wollte, die Sachen weg und legte es auf die Küchenablage. Katrin schrie, ich schob sie in die Küche. Ich verabschiedete mich von den Schwiegereltern, dankte für ihre Hilfe am Nachmittag, überließ Paul die weitere Konversation mit ihnen und atmete aus, als ich die Küchentür hinter mir und den Kindern geschlossen hatte.

3. Bedürfnisse wahrnehmen

Ein wichtiger Schritt auf dem Weg, uns selbst besser kennen zu lernen und einen besseren Kontakt zu uns selbst aufzubauen, ist, die eigenen Bedürfnisse besser und genauer wahrzunehmen. Es braucht Zeit und Aufmerksamkeit dazu, es kann unangenehm und unbequem sein, weil man ganz oft feststellt, dass man eigentlich gar keine Lust auf das hat, was gerade zu tun ist. Dieser Schritt ist doch ganz notwendig, um den inneren Antreibern die Peitsche aus der Hand zu nehmen und mehr Freundlichkeit und Verständnis im Umgang mit sich selbst zu finden. Im Folgenden findest Du ein paar Übungen und Denkanstöße, die helfen können, den Fokus auf Deine eigenen Bedürfnisse zu richten.

Morgenseiten

Es ist eigentlich nur eine abgewandelte Form des Tagebuchschreibens: Am Morgen, möglichst direkt nach dem Aufstehen, nimm Dir ein paar leere Blätter und schreibe alles auf, was Dir in den Sinn kommt. Alles, alle Gefühle, alle Wörter, alle Gedanken, alle Dinge, die zu erledigen sind. Es muss nicht schön sein, es muss nicht literarisch wertvoll sein. Es geht einzig und allein darum, dass Du Deinen Kopf entleerst und entlastest und deine Gedanken zu Papier bringst. Es hilft Dir dabei, Dich auf Dich selbst einzustimmen, zu Dir zu finden.

Was brauche ich eigentlich?

Dies ist eine kleine Achtsamkeitsübung, die man wie einen Feuerlöscher verwenden kann (nach (Kristin Neff, 2018) S.109, etwas abgewandelt). Ich habe sie eine Weile, auf einer Art Notfallzettel im Geldbeutel mit mir herumgetragen. Diesen Notfallzettel habe ich dann herausgeholt, wenn ich total durcheinander war und alles in mir Achterbahn fuhr.

Die Übung geht folgendermaßen:

Nimm Dir drei Atemzüge Zeit. Leg Deine Hand auf Dein Herz, fühle Herzschlag und Atem. Wenn es Dir hilft, zähle 5 oder 10 Atemzüge. Frage Dich: „Was brauche ich? Was brauche ich jetzt?" und höre in Deine Gedanken und in Deinen Körper rein.

Mehr ist es nicht. Das Ziel ist, das Tempo zu senken und wieder bei sich anzukommen.

Sissifos genießt die Aussicht

In Kapitel „Pause machen" (s. 77) ging es darum, sich eine Pause zu gönnen und Tätigkeiten einen Moment ruhen zu lassen, bevor man gleich weiterrennt. Wenn wir das Gedankenbild von Camus weiterspinnen und praktisch anwenden, dann lass uns zu Sissifos werden, der gerade seinen schweren Stein auf den Berg hochgerollt hat. Jetzt kannst Du die Aussicht genießen. Denke an Pauls Colaritual. Woraus kann Dein Ritual bestehen? Eine Tasse Tee? Ein Glas Saft? Ich trage auch gerne den Müll raus und sitze einen Moment auf der Bank neben der Mülltonne. Was hast Du gerade für einen Stein den Berg hochgeschoben? Waren es die Wocheneinkäufe oder ein anstrengendes Meeting? Halte kurz inne und sei Sissifos oben auf dem Berg, bevor Du weiterrennst und neue Aufgaben erledigst.

Energiedeklaration

In jedem Haus in Schweden muss im Eingang eine Energieklassifikation hängen, die auf einer Energiedeklaration beruht. Darin wird der durchschnittliche Energieverbrauch durch Heizung usw. für das Haus bewertet, aber auch wie gut es isoliert ist, welchen Standard die Fenster haben usw. In Kapitel Das Konto Modell, s. 56 haben wir über unsere Energie und Lebenskraft nachgedacht wie ein Kapitalbetrag auf einem Konto: Manche Tätigkeiten oder Ereignisse ziehen einen Betrag ab, andere geben ein Plus. Diese Übung funktioniert nach einem ähnlichen Prinzip. Stell Dir vor, Du bist das Haus. Was hat Dir heute / diese Woche Energie genommen und was hat Dir Energie gegeben? Mache eine Liste. Als Bewertung kannst Du einfach plus und minus verwenden. Am Ende summierst du die Tabelle.

Mein Tag heute sah so aus:

Tätigkeit / Ereignis	Bewertung	Kommentar
Emil schrie den ganzen Weg zum Kindergarten und ich musste ihn größtenteils tragen		Morgen nehme ich den Wagen mit oder alle Kinder fahren mit mir mit dem Fahrrad
Louise treffen zum Mittagessen	+	Das hat richtig gut getan mal wieder zu quatschen, das sollten wir öfter tun!
Diese zähe Aufgabe auf Arbeit, wo ich nicht recht weiss wie ich sie lösen soll	-	
Ich habe wirklich zu wenig Arbeitsstunden!	-	
...	...	...

Summe	5 Plus und 7 Minus	

4. Entscheidungen treffen

Es ist nicht leicht, Entscheidungen zu treffen. Mal grübeln wir, ob wir lieber eine Pizza Funghi oder eine Pizza Margerita essen, oder doch lieber die Lasagne? Mal sagen wir zu leicht ja, um niemanden zu verletzten oder zu enttäuschen. Bei sich selbst zu bleiben, den eigenen Willen zu erkennen und wirklich dem zu folgen, ist keine leichte Sache. Aber auch relativ schnell eine Entscheidung zu treffen und dann ins Handeln zu kommen, kann oft eine Herausforderung sein. Hier ein paar Denkanstöße und Techniken, lähmenden Entscheidungen zu entkommen und gewohnte Muster aufzubrechen. Zu letzterem eignet sich besonders die 5 Sekundenregel.

Wie sehe ich das in 10 Jahren?

Oft, wenn ich bei einer Entscheidung festsitze, versuche ich eine andere Perspektive einzunehmen. Sagen wir es ist Sommer und wir machen einen Ausflug. Die Kinder wollen unbedingt ein Eis, aber es wäre schon das zweite für heute. Das Geschrei ist groß und ich bin ziemlich müde. Was sind die Folgen und wie wichtig ist die Frage, um die es geht? Ich frage mich, was diese Entscheidung für Konsequenzen in 5 oder 10 Jahren für mich hat. Ich überlege, woran ich mich in 5 oder 10 Jahren erinnern möchte. Die Folgen von einem zweiten Eis pro Tag sind auf eine Zeitperspektive von mehreren Jahren nicht sonderlich ausschlaggebend. Die Erinnerung jedoch kann hier eine Rolle spielen. Möchte ich mich an viel Geschrei erinnern oder an einen schönen Ausflug?

"Ja, total gerne"

Frage Dich, ob Du wirklich den roten Pullover kaufen oder mit Sabine ein Eis essen gehen möchtest. Wie fällt die Antwort aus? "Ja, wäre ganz nett" oder "Ja, warum nicht"? Nun, es kommt natürlich immer darauf an, worum es geht, was die Beweggründe sind. Geht es nur um das Eis mit Sabine oder habe ich Sabine schon lange nicht mehr gesehen? Macht sie gerade eine Trennung durch und ich möchte für sie da sein? Das fließt natürlich in die zu beantwortende Frage ein. Die Frage wäre also nicht: "Möchte ich mit Sabine ein Eis essen?" sondern "Möchte ich mit Sabine ein Eis essen und sie endlich mal wieder treffen?". Wenn mein Herz vor Freude hüpft und ich innerlich rufe "JA, total gerne!", dann geht es los. Wenn sich Zweifel melden, ich ziemlich gleichgültig oder unentschieden bin, ist das ein „Nein". Wenn ich eigentlich keine Lust habe und ihr nur einen Gefallen tun möchte, wäre das aber auch ein „Nein".

"Keine 7 erlaubt"

Dieses Werkzeug ist mehr etwas für Zahlenaffine. Wir haben eine Skala von 1 bis 10, wobei 1 total schlecht ist und 10 das Beste auf der Welt. Welche Note gebe ich auf die Frage "Möchte ich mit Sabine ein Eis essen gehen?" Eine 5 für „weiß ich nicht." eine 8 für "ja, das wäre schön"? Es ist alles erlaubt, nur die 7 nicht. Statistische Untersuchungen haben gezeigt, dass die 7 gerne genommen wird, wenn man nicht so recht weiß, „ja, aber", nicht absagen möchte. Deswegen ist die 7 verboten. Klar Farbe bekennen! 8, 9 und 10 entspricht „JA!" und 1-6 steht für „Leider nein".

Die 5 Sekundenregel

Mel Robbinson (Robbins, 2017) schlägt eine einfache List vor, um das Unterbewusstsein auszutricksen. Es passiert so oft, dass wir uns etwas vornehmen, z. B. Laufen zu gehen. Bevor wir aber die Laufschuhe fertig angezogen haben, ist in unserem Kopf eine heiße Diskussion entbrannt, ob man denn nun wirklich laufen gehen soll und die Liste der Einwände wird immer länger und länger. So gehen wir nicht laufen, sind in einer Art Zwischenzustand gefangen, der uns sehr lähmt und unzufrieden macht. Die List ist wirklich ganz einfach. „Ich möchte laufen gehen." Und dann zählt man im Kopf von 5 rückwärts 5 – 4 – 3 – 2 – 1 und man tut das erste was einem in den Sinn kommt, laufen gehen. Das Gehirn ist mit Zählen beschäftigt und so werden alle Stimmen und Einwände ausgetrickst.

Dieser kleine Trick hilft, um Hemmungen zu überwinden, sich Dinge zu trauen, ins Handeln zu kommen.

Lieber halb als gar nicht

Es ist schwer, Entscheidungen zu treffen, alle Alternativen abzuwägen, die **richtige** Entscheidung zu treffen. Der

Qualitätsanspruch an mich selbst und meine hohen Erwartungen lähmen mich oft. Dabei habe ich festgestellt, dass eine Entscheidung oft besser ist, als keine Entscheidung. Zum Zeitpunkt der Entscheidung habe ich nicht das vollständige Wissen. Ich weiß nicht, wie sich Dinge entwickeln, mir fehlen Informationen. Ich sage mir oft: „lieber eine Entscheidung als keine Entscheidung – lieber halb als gar nicht." Und so lege ich los und versuche ins Handeln zu kommen. Auch mit 10 Jahren nachdenken habe ich keine Garantie, keinen Fehler zu machen. Ich werde nicht gelähmt. Wenn wirklich etwas schief geht, kann man es ganz oft auch später wieder korrigieren. Also, lieber halb als gar nicht.

5. Selbstbilder

Die folgenden Übungen handeln davon, eine Momentaufnahme von uns selbst zu machen, wie einen Schnappschuss. Es geht auch darum das so entdeckte Selbstbild etwas zu formen, zu verändern und zu gestalten. Die Übungen können Dir dabei helfen, mit Dir in Kontakt zu kommen, Deine Vorstellung, oder Dein Wunschbild von Dir selbst zu formulieren.

Elevatorpitch über mich selbst

Ein „Elevatorpitch" ist eine ganz kurze Zusammenfassung einer Geschäfts- oder Produktidee, die eben so kurz ist, dass man sie fertig erzählt hat, bis der Aufzug angekommen ist. Sie umfasst also nur zwei bis drei Sätze und soll den Kern der Geschäftsidee vermitteln. Mache einen Elevatorpitch über Dich selbst, so wie Du Dich gerne sehen möchtest. Was sind Deine Eigenschaften, die Dir am wichtigsten sind? Was kannst Du und was hast Du erreicht, auf das Du mächtig stolz bist? Füge auch ein Ziel hinzu, etwas, das Du gerne erreichen möchtest, das Du gerne lernen möchtest oder einen Traum von Dir.

Mein persönlicher Elevatorpitch wäre z. B. *Ich bin berufstätige Mutter von drei lebhaften Kindern, Autorin und möchte gerne lernen mehr Pause zu machen. Ich mag Gesellschaftsspiele und Theater.*

Es kann Sinn machen, Dir verschiedene Elevatorpitches für verschiedene Lebensbereiche zu schreiben: beruflich, Du vor Dir selbst, im Zusammenhang mit der Familie, im Zusammenhang mit Freunden.

Es ist auch eine schöne Art, sich mit einem Ziel auseinander zu setzen. Stell Dir vor wie es wäre, wenn Du das Ziel erreicht haben wirst und mache dann einen Elevatorpitch darüber. Also wie wärst Du, wenn Du Dein Ziel erreicht haben wirst? Nehmen wir an, ich möchte gerne Spanisch lernen, aber es fällt mir schwer, mich dazu aufzuraffen denn ich musste in der Schule eine Klasse wiederholen, weil ich Probleme in Englisch hatte.

Mein Elevatorpitch wäre also: *Ich bin berufstätige Mutter von drei lebhaften Kindern, Autorin und lerne Spanisch. Ich spreche schon ganz gut. Im Urlaub auf Gran Canaria habe ich öfter Essen bestellt und nach dem Weg gefragt.*

Du kannst Deinen Elevtorpitch an den Kühlschrank hängen oder ins Auto. Vielleicht motiviert er Dich und hilft Dir zu fokussieren, wenn Du ihn wieder und wieder liest. Probiere aus, ob Du von Zeit zu Zeit (z. B. alle 3 Monate?) Deinen Elevatorpitch verändern oder austauschen möchtest.

Gutes Ich, schlechtes Ich

Diese Übung ist eine weitere Hilfestellung, um Facetten, von Deinem Selbstbild und den Eigenschaften, die Du Dir zuschreibst, aufzudecken (inspiriert von (Gawain, 2015, S. 37-39)). Es zeigt Dir aber auch die Seiten auf, die Du am liebsten verstecken möchtest. Überlege Dir, auf welche Art und Weise Du Dich beschreiben würdest und liste alles auf.

Ich bin ...
stark
unabhängig
gefühlsbetont
verantwortungsbewusst

Dann nimm Dir diese Liste wieder vor und schreibe „Gegenteil" auf die andere Seite und fange an, das Gegenteil von dem aufzuschreiben, was auf der gleichen Zeile steht. Denke nicht zu viel nach, schreib es einfach hin.

Ich bin ...	Gegenteil
stark	schwach
unabhängig	abhängig
gefühlsbetont	rational
verantwortungsbewusst	verantwortungslos

Wir sind immer beides. Doch, dass ich auch schwach sein kann, möchte ich z. B. am liebsten verdrängen. Es hilft mir aber, mir bewusst zu machen, dass ich diese Seite auch in mir trage. In welchen Situationen kommt sie zum Vorschein? Von welchen Personen wird sie ausgelöst?

Beschreibe die beste Version von Dir selbst in 3-5 Worten[24]:

Angenommen, es gäbe ein Buch über Dich, wie wäre der Titel? Wer oder wie würdest Du gerne sein? Was würde auf dem Buch draufstehen? Beschreibe die beste Version von Dir selbst, kurz und bündig! Adjektive helfen hier. Sei mutig und kreativ. Mein heutiger Buchtitel wäre „Einfühlsam, stark und geduldig --- wie sie die Rasselbande ins Bett brachte ohne aus der Haut zu fahren". Beruflich wäre mein Buchtitel gerade „Geschätzt und kompetent – Frau Kundendaten erzählt ihre besten Tricks und Tipps". Wenn Du Dich damit noch nicht so auf der Höhe fühlst, kannst Du immer wieder darauf zurückkommen. Ich trage nach wie vor einen kleinen Zettel mit verschiedenen Beschreibungen über mich im Geldbeutel herum. Vielleicht macht es Dir Mut, wenn gerade alles doof ist und gibt Dir ein bisschen Wärme für Dich zurück.

Spaßige Berufstitel

Diese Übung ist inspiriert von der Interviewsendung „Doppelkopf" im Radiosender HR2. Jeder Interviewpartner

---

[24] Inspiriert durch eine Übung im Buch Self-Care (Anja Forsnor Wärn, 2019)

wurde mit einer lustigen Berufsbezeichnung angekündigt, die auch gleichzeitig ein Motto verkündet. Ein Beispiel ist die Sendung vom 29. Oktober 2020 mit Tobias Koriath, dem "Orgel-Erneuerer" (Doppelkopf, 2020). Was wäre also Dein Motto und Deine Überschrift für Dich selbst? Formuliere es in einer aktiven Form. Ich wäre also die Wertvoll-macherin oder die Selbstfreundschaft-Verbreiterin, wenn ich an das Schreiben dieses Buches denke.

Eine Kollage über mich selbst

Bist Du eher ein visueller Typ und das Ganze mit dem Tagebuchschreiben ist nicht so Dein Ding?

Sammele Bilder, Wortschnipsel, Sätze, die Dich beschreiben. Lege ein Heft an darüber. Du kannst es in verschiedene Bereiche unterteilen: Deine Familie und Freunde, Deine Stärken, Dinge, die Du sehr gut kannst, Dinge, auf die Du sehr stolz bist, usw. Entliehen von (Hardy, 2019)

Bewusste Unvollkommenheit[25]

Sobald Du merkst, dass Du Dein Selbstmitgefühl dazu verwendest, um Gefühle wegzudrücken oder „ein besserer Mensch" zu werden, versuche den Fokus zu ändern. Steuere Deine Aufmerksamkeit weg von diesem versteckten Widerstand und übe Mitgefühl. Tue dies, um Dir bewusst zu

---

[25] (nach (Kristin Neff, 2018) s.148)

machen, dass wir alle Menschen sind, unvollkommen, mit Fehlern und Mängeln. Und das Leben kann hart und schwer sein. Mit anderen Worten übe Dich darin, ein mitfühlendes menschliches Durcheinander zu sein. Erlaube Dir, unvollkommen, unperfekt, fehlerhaft zu sein. Diese Übung kannst Du jederzeit machen, wenn Du im Alltag auf etwas stößt, mit dem Du kämpfst.

1. Denke an eine Situation, in der Du Dich fehlerhaft oder unvollständig gefühlt hast.
2. Fühlst Du Unbehagen im Körper? Wenn nicht suche Dir eine schwierigere Situation.
3. Während Du das Unbehagen fühlst, versuche es zu akzeptieren, ihm Hallo zu sagen. Du lädst es aber nicht zum Kaffee ein oder jagst es weg. Es ist nur ein Nachbar, zu dem Du eine lose Beziehung hast. Schließe die Augen und stell Dir vor, wie Du das Unbehagen dazu bringst, an Deinem Gartenzaun stehen zu bleiben. Es ist schwierig. Sage zu Dir selbst, dass Du bei Dir bist, dass die schlechten Gefühle ein Ende haben wie der Regen. Sage zu Dir selbst „Ich bin ein menschliches und unvollkommenes Durcheinander"

Dies ist keine leichte Übung. Man sieht auch nicht direkt den Erfolg. Vielleicht sagt sie Dir zu, vielleicht musst Du Dich erst an sie gewöhnen. Versuch es ein paar Mal.

6. Innere Konflikte lösen

Die meisten der hier folgenden Übungen und Gedankenimpulse sind aus dem Inneren Team von Friedemann von Thun abgeleitet. Ich finde diese personalisierende Herangehensweise besonders hilfreich, da die Stimmen in mir verkörperlicht werden und das eigentliche Problem weniger abstrakt wird. Auf diese Art und Weise kann ich mich dem inneren Konflikt besser nähern und ihn (also mein eigenes Bedürfnis vielleicht) ernster nehmen.

Der Steckbrief

Zum Kennenlernen von inneren Widersachern empfiehlt von Thun (Thun, 1998, S. 174) eine Art Steckbrief zu entwerfen und auszufüllen. Man lernt ihn und seine Methoden kennen Das Prinzip der Machtausübung von inneren Stimmen durch Dominanz und Intensität kann so durchbrochen werden, indem man die innere Stimme schematisiert und so Abstand gewinnt. Wenn du eine spaßige Komponente hinzufügen möchtest, füge eine Zeichnung oder ein Foto hinzu, die diese Stimme für dich darstellt. Ich denke hierbei an solche „Gangster gesucht"-Steckbriefe, wie sie in Western vorkommen.

Widersacher nr.: …
Lieblingstirade:
Körnchen Wahrheit:
Unterschwellige Botschaft
Kostüm
Erscheinung

Auch das Niederschreiben der eigenen Kernsätze und Aussagen kann hilfreich sein. So merkt man z. B., wenn sich gewisse Standartphrasen wiederholen. Durch das Bild auf dem Steckbrief kannst Du der inneren Stimme nochmal Macht nehmen.

Entwickeln von heilsamen Gegenspielern:

Dies ist eine effektive Art, um mit inneren Antreibern umzugehen, die „aus der Seele einen Kasernenhof machen können" (Thun, 1998, S. 179). Anstatt blind diesen unangenehmen Stimmen zu gehorchen, werden Erlauber hervorgeholt und eingeübt, um ein Gleichgewicht zu schaffen. Man sucht also die Kernsätze der inneren Stimmen und überlegt sich dann eine Gegenformulierung. Diese schreibt man vielleicht zunächst auf ein Blatt. Es kann helfen, sie öfter laut vorzusprechen und wie ein Mantra zu wiederholen.

Hier einige Beispiele:

Antreiber	Erlauber
„Sei perfekt"	„Sei Du selbst"
„Mach schnell alles fertig"	„Mach mal Pause"
„Sei stark"	„Respektiere Dich und Deine Grenzen."

Dieses Prinzip hat sehr geholfen, Pauls Colaritual zu akzeptieren und meinen inneren Konflikt damit zu beleuchten.

Im Zweifel für den Angeklagten

Ein großer und schwieriger Schritt ist es, zu verändern, wie wir innerlich mit uns reden und mit uns umgehen. Der erste Schritt dazu ist, wahrzunehmen, wie wir mit uns reden und mit uns umgehen. Oft kommt es einem vor, als ob man sich selbst vor Gericht stellt. Diese Übung soll Dir dabei helfen, die Gerichtverhandlung fair und nachhaltig zu gestalten.

Hör Deinen inneren Stimmen zu. Höre ihnen zu und schreibe alles auf, was sie Dir sagen und einflüstern. Es mag erschreckend sein, vielleicht auch befreiend. Nimm ein kleines Notizbuch oder eine Notizapp im Handy zur Hand, halte Dich bereit und schreibe alles auf, was Dir begegnet. Dann mach eine Weile Pause und lies nach 2 oder 3 Tagen Deine Liste wieder durch. Stell Dir vor, Du bist Dein eigener Anwalt und verteidige Deinen Klienten. Hieraus kann ein Zwiegespräch mit Dir selbst entstehen. Es kann lange dauern. Überlege Dir also Gegenargumente. Versuche den Anklagepunkt positiv auszulegen. Ist er noch zeitgemäß und aktuell? Ist es gerecht, Deine ganze Person deswegen zu entwerten?

Anklage	Verteidigung
„Du hast damals, in dieser Sitzung vor 2 Jahren, einen dummen Kommentar zu Kollegin Mayer gesagt"	„Meine Mandantin hat sich bei ihr entschuldigt und somit ist die Sache geklärt"
„Du hast gestern zuviel Schokolade gegessen. Die ganze Tafel war leer".	„Meine Mandantin war äußerst aufgeregt. Die Schokolade hat ihr geholfen, sich zu beruhigen."
„Du hast dich sehr unfair deiner Tochter gegenüber benommen. Du warst sehr hart und lieblos. Du musst sie nicht anschreien."	„Meine Mandantin war müde und ziemlich gereizt. Das Kind hat mehr und mehr Blödsinn gemacht und wollte nicht hören. Nein, niemand sollte angeschrien werden, aber wir sind alle Menschen und rasten mal aus".

Mediation mit den Anklägern

Wir wollen Freundschaft mit uns schließen und der erste Schritt dazu ist, sich mit Respekt zu behandeln und einen guten Ton zu wahren. So sollten wir auch die Gerichtsverhandlungen mit uns selbst auflösen. Es ist schon gut, diesen ersten Schritt absolviert zu haben und sich einen Anwalt zu nehmen.

Gehen wir aber noch einen Schritt weiter. Wir haben viel über das Prinzip geredet, dass jeder Impuls, jede Reaktion, jede Stimme in uns, in diesem Moment nur das Beste für uns will. Was ist also die Motivation unserer „Ankläger"? Wo oder wie wollen sie uns helfen?

Nimm Dir also die Tabelle vom letzten Schritt vor (oder mach Dir eine neue) und füge eine dritte Spalte hinzu mit dem Titel „Motiv" hinzu. Ja, jetzt wird es schwieriger. Nimm die Perspektive Deiner besten Freundin ein und überlege, was Du ihr sagen würdest bei einem solchen vertraulichen Gespräch. Wenn sie Dir erzählt, dass sie (jemand anderen) so und so behandelt hat. Es ist wichtig, sich hier den inneren Ankläger als eine andere Person vorzustellen, um die Distanz besser hinzubekommen. Wenn es Dir hilft, leih Dir von Deinen Kindern Kuscheltiere. Der Hase ist der Ankläger, der Hund Dein Anwalt und Du bist …. ?

Anklage	Verteidigung	Mediation
„Du hast damals, in dieser Sitzung vor 2 Jahren, einen dummen Kommentar zu Kollegin Mayer gesagt"	„Meine Mandantin hat sich bei ihr entschuldigt und somit ist die Sache geklärt"	Der Ankläger möchte darauf achten, dass ich zu meinen Kollegen ein gutes Verhältnis habe und geschätzt werde.
„Du hast gestern zuviel Schokolade gegessen. Die ganze Tafel war leer".	„Meine Mandantin war äußerst aufgeregt. Die Schokolade hat ihr geholfen, sich zu beruhigen."	Der Ankläger möchte darauf achten, dass ich mich gesund ernähre und nicht zunehme.

„Du hast dich sehr unfair deiner Tochter gegenüber benommen. Du warst sehr hart und lieblos. Du musst sie nicht anschreien."	„Meine Mandantin war müde und ziemlich gereizt. Das Kind hat mehr und mehr Blödsinn gemacht und wollte nicht hören. Nein, niemand sollte angeschrien werden, aber wir sind alle Menschen und rasten mal aus".	Der Ankläger möchte darauf achten, dass ich meine Kinder so behandele, wie ich selbst gerne behandelt werden möchte und liebevoll mit ihnen umgehe.

Mitgefühl mit dem Angeklagten

Hör mal Deinen inneren Stimmen zu, in welchem Ton sie mit Dir reden. Das Bild der Gerichtsverhandlung liegt einem schon schwer im Magen, so geht man nicht mit Freunden um. Gleichzeitig ist es eine deutliche Verbesserung, wenn Du in dir eine Art Kriegszustand hast. Führen wir den Gedanken weiter: Das Prinzip kann Dir helfen. Wie redest Du mit Dir ? Setzt Du Dich auf die Anklagebank oder kannst du Mitgefühl mit Dir haben und auf Deiner Seite sein? Versuche Deine eigene Seite einzunehmen, Dir den Rücken zu stärken. Jetzt nicht wie deine Rechtsanwältin vor Gericht, sondern wie eine verständnisvolle Freundin.

Anklage	Verteidigung	Mediation	Aus Mitgefühl heraus
„Du hast damals, in dieser Sitzung vor 2 Jahren, einen dummen Kommentar zu Kollegin Mayer gesagt"	„Meine Mandantin hat sich bei ihr entschuldigt und somit ist die Sache geklärt"	Der Ankläger möchte darauf achten, dass ich zu meinen Kollegen ein gutes Verhältnis habe und geschätzt werde.	Ja das war wirklich ein blöder Satz, den du damals gesagt hast. Du hast dich entschuldigt. Sowas kann jedem mal rausrutschen. Ich finde das besser, als alles herunterzuschlucken
„Du hast gestern zuviel Schokolade gegessen. Die ganze Tafel war leer".	„Meine Mandantin war äußerst aufgeregt. Die Schokolade hat ihr geholfen, sich zu beruhigen."	Der Ankläger möchte darauf achten, dass ich mich gesund ernähre und nicht zunehme.	Naja. Was wäre das Leben ohne Schokolade? Hat sie gut geschmeckt?
„Du hast dich sehr unfair deiner Tochter	„Meine Mandantin war müde und ziemlich gereizt. Das	Der Ankläger möchte darauf achten, dass	Kinder können aber wirklich sehr anstrengend sein. Gerade, wenn sie im Quatschmodus sind

gegenüber benommen. Du warst sehr hart und lieblos. Du musst sie nicht anschreien."	Kind hat mehr und mehr Blödsinn gemacht und wollte nicht hören. Nein, niemand sollte angeschrien werden, aber wir sind alle Menschen und rasten mal aus".	ich meine Kinder so behandele, wie ich selbst gerne behandelt werden möchte und liebevoll mit ihnen umgehe.	und gar nicht mehr aufhören wollen.

Nachwort

Die Beziehung zu uns selbst und die Freundschaft zu uns selbst entwickelt sich ein Leben lang. Muster und Gewohnheiten verschwinden nicht. Man kann neue Verhaltensweisen erlernen und erlernen, negative Muster zu erkennen. Jedoch ist es eine fortwährende Arbeit und ein ständiges Wachsen. Wir sind wie Pflanzen in diesem Punkt, wir wachsen weiter, so lange wir leben. Das bedeutet, dass wir nie einen Zustand der absoluten Perfektion erreichen. Ich muss mich selbst immer wieder daran erinnern und gleichzeitig erleichtert mich dieser Gedanke.

Wertvoll sein – wertvoll werden. Es ist ein Weg. Ich wünsche Dir viel Geduld und Entdeckungsfreude.

Verzeichnis der Übungen und Gedankenimpulse

Literaturverzeichnis

Allen, D. (2015). *Getting Things Done: The Art of Stress-Free Productivity*. Piatkus.

Anja Forsnor Wärn, A. K. (2019). *Self-care*. Nordstedts.

Aron, E. (2015). *I mötet mellan kärlek och makt*. Stockholm: Eiga.

Bedürfnisse. (2020, 08 23). Von der Webseite Wikipedia: https://de.wikipedia.org/wiki/Bed%C3%BCrfnis

Beilmann, M. (2020, 07 03). *Was hat uns schon Immanuel Kant zum Thema Würde mit auf den Weg gegeben?* Von der Webseite In Würde leben: https://www.wuerdekompass.org/in-wuerde-leben/wurde-aus-geistesgeschichtlicher-perspektive

Bieri, P. (2013). *Eine Art zu leben. Über die Vielfalt menschlicher Würde*. Köln: Carl Hanser Verlag.

Brinkman, S. (2015). *Stå fast vägra vår tids utvecklingstvång* . Stockholm: Nordstedt.

Brinkmann, S. (2018). *Pfeif drauf!: Schluss mit dem Selbstoptimierungswahn*. Knaur.

Brown, B. (2012). *Daring Greatly -- How the courage to be Vulnerable Transforms the Way We Live, Love,Parent and Lead*. Penguin Life.

Damasio, A. (1999). *The feeling of what happens. Body and emotion in the making of consciousness*. New York: Harcourt Brace.

Damasio, A. (2013). *Selbst ist der Mensch: Körper, Geist und die Entstehung des menschlichen Bewusstseins*. Pantheon Verlag.

Das Selbst. (2021, 03 11). Von der Webseite Wikipedia: https://de.wikipedia.org/wiki/Selbst

Der Mythos des Sisyphos. (2020, 11 04). Von der Webseite Wikipedia: https://de.wikipedia.org/wiki/Der_Mythos_des_Sisyphos

Doppelkopf. (2020, 10 29). Von der Webseite HR2: https://www.hr2.de/programm/doppelkopf/doppelkopf--am-tisch-mit-thobias-orgel-erneuerer,epg-doppelkopf-354.html

Dunem, P. v. (2021, 1 3). *MENTALE FITNESS*. Von der Webseite ICH LIEBE DICH - SAG ES ZU DIR SELBST: https://mentalefitness.net/ich-liebe-dich-sag-es-zu-dir-selbst/

Ehrenreich, B. (2011). *Gilla läget : hur allt gick åt helvete med positivt tänkande* . Stockholm: Leopold Förlag.

Erikson, T. (2018). *Alles Idioten!?: Endlich verstehen, wie andere ticken*. Droemer.

Eube, A. (04.02.2019). Mit „Du hättest mich nur fragen müssen" betreten Männer ein Minenfeld. *Die Welt, 04.02.2019*. Retrieved 07 01, 2020, from https://www.welt.de/icon/iconista/article187903992/Mental-Load-Wenn-Muetter-und-Frauen-sich-ueberlastet-fuehlen.html

Friedemann Schulz von Thun, Kathrin Zach, Karen Zoller. (2012). *Miteinander reden von A bis Z*. Reinbeck: Rowohlt Taschenbuch.

Gawain, S. u. (2015). *Relationshandboken - En väg till medvetenhet, läkning och utveckling*. Stockholm: Egia förlag.

Grün, A. (2009). *Selbstwert entwickeln - Spirituelle Wege zum inneren Raum.* Stuttgart: Kreuz Verlag.

Hardy, J. (2019). *Tu dir gut - denn der wichtigste Mensch in deinem Leben bist du: Das Selbstfürsorge-Projekt.* Heyne.

Holzberg, O. (2020, 11 14). *Psychologe: Deshalb ist es so gut, sich verletzlich zu zeigen.* Von der Webseite www.brigitte.de: https://www.brigitte.de/liebe/persoenlichkeit/verletzl ich-sein---warum-es-gut-ist-10933600.html

Hüther, G. (2019). *Würde* . München : Pantheon Verlag.

Hypothese der somatischen Marker. (2021, 03 11). Von der Webseite Wikipedia: https://de.wikipedia.org/wiki/Hypothese_der_somatis chen_Marker

JuliaWadhawan. (2020, 10 20). *Die Kraft der Vernunft -Wie ich zur Stoikerin wurde.* Von der Webseite SWR 2 Leben: https://www.swr.de/swr2/leben-und-gesellschaft/die-kraft-der-vernunft-wie-ich-zur-stoikerin-wurde-swr2-leben-2020-10-20-104.pdf

Kampf-oder-Flucht-Reaktion. (2021, 01 7). Von der Webseite Wikipedia : https://de.wikipedia.org/wiki/Kampf-oder-Flucht-Reaktion

Kristin Neff, C. G. (2018). *The Mindfull self-compassion workbook.* The Guilford Press.

Lagercrantz, A. (2014). *Självmedkänsla -- Hur du kan stoppa självkritik och förbättra relationen till dig själv och andra.* Stockholm: Natur och Kultur.

Lenoir, F. (2012). *Was ist ein geglücktes Leben?* dtv Premium.

Lindgren, P. K. (2019). *Wenn du mit mir schimpfst, kann ich mich nicht leiden, Mama.* 2019.

Lindwall, M. (2011). *Självkänsla.* Studentlitteratur.

Manson, M. (2016). *The subtle art of not giving a f*ck.* Harperone.

Mees, P. (. (2021, 02 28). *Dorsch, Lexikonn der Psychologie.* Von der Webseite Ärger: https://dorsch.hogrefe.com/stichwort/aerger

Merkle, R. (2020, 06 06). *Psychologie Lexikon.* Von der Webseite Selbstbild: https://www.palverlag.de/lebenshilfe-abc/selbstbild.html

Paretoprinzip. (2020, 09 03). Von der Webseite Wikipedia: https://de.wikipedia.org/wiki/Paretoprinzip

Precht, R. D. (2009). *Vem är jag och i så fall hur många? .* Stockholm: Norstedts.

Robbins, M. (2017). *5 Sekundersregeln.* Stockholm: Mondial .

Rockmann, M. (2021, 03 11). *Ur Best Self.* Von der Webseite Dankbarkeit lernen: Mit diesen 6 Übungen klappt's: https://urbestself.de/blogs/article/dankbarkeit-lernen

Rowetter, A. (2015). *Den inneren Kritkier zähmen.* Stuttgart: Klett-Cotta.

Schmidt, J. D. (2019). *Slow Family: Sieben Zutaten für ein einfaches Leben mit Kindern .* Beltz; Auflage: 6.

Simonson, N. (2019). *Varför mår vi (fortfarande) så dåligt när vi har det så bra?* Brombergs Bokförlag AB.

Tend and befriend. (07. 12 2020). Von Wikipedia.org: https://en.wikipedia.org/wiki/Tend_and_befriend abgerufen

Thun, F. S. (1998). *Miteinander reden 3 - Das "innere" Team und situationsgerechte Kommunikation.* Reinbeck: Rowohlt Taschenbuch.

Törnblom, M. (2011). *Mia Törnbloms samlade tankar om självkänsla* . Stockholm: Forum.

Vicki Robin, J. D. (2008). *Your Money or your life.* New York: Penguin Books.

Weston, M. C. (2005). *Ditt inre centrum - om Självkänsla, självbild och konturen av ditt själv.* Bokförlaget Natur och kultur.

Weston, M. C. (2009). *Lär känna dig själv på djupet möt ditt inre barn* . Stockholm: NoK.

Wikipedia. (2020, 07 13). Von der Webseite Goldene Regel: https://de.wikipedia.org/wiki/Goldene_Regel

Wikström, O. (2006). *Sonjas godhet - medkänsla i en självupptagen tid.* Stockholm: Natur och kultur (Nok) .

Wlodarek, E. (2019). *Die Kraft der Wertschätzung.* DTV.